Heinrich Schipperges
Gute Besserung!

Heinrich Schipperges

Gute Besserung!

*Ein Lesebuch über
Gesundheit und Heilkunst*

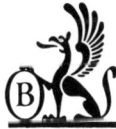

Verlag C.H. Beck München

Die Deutsche Bibliothek – CIP-Einheitsaufnahme

Schipperges, Heinrich:
Gute Besserung! : Ein Lesebuch über Gesundheit und Heilkunst /
Heinrich Schipperges. – München : Beck, 1994
 ISBN 3 406 38515 X

ISBN 3 406 38515 X

© C.H. Beck'sche Verlagsbuchhandlung (Oscar Beck), München 1994
Satz: Otto Gutfreund GmbH, Darmstadt
Druck und Bindung: Franz Spiegel Buch, Ulm
Gedruckt auf alterungsbeständigem (säurefreiem),
aus chlorfrei gebleichtem Zellstoff hergestelltem Papier
Printed in Germany

Einstimmung

«Gute Besserung!» wünscht man dem, dem etwas fehlt, der etwas hat, woran er leidet, der nicht gut dran ist. Es soll alles wieder gut werden; es möge einfach besser werden; es soll uns wieder rundum gut gehen. Nun ist das schon so eine Sache mit dem Wohlbefinden und Wohlergehen oder gar Wohlsein! Nicht von ungefähr ist das Interesse an Krankwerden und Heilung so alt wie der Mensch, auch wenn es eine heile Welt nie gegeben hat und wohl nie geben wird.

Es ist dabei von tiefsinniger Bedeutung, daß die Grundbegriffe um Heilen und Heil auf der einen Seite das *Heil-Sein* als solches vor Augen führen, das Heile und Ganze, unsere Gesundheit eben als Wohlsein und Wohlbefinden, daß sie zum anderen aber auch das *Heil-Machen* meinen im Sinne ärztlicher Behandlung, pflegerischer Betreuung oder personaler Zuwendung, samt all den Heil-Maßnahmen, die mit einem solchen Heil-Geschäft verbunden sind.

Für beide Aspekte bietet uns die Geschichte der Wissenschaft und der Literatur Zeugnisse in Hülle und Fülle. Was sich in unserem Lesebuch mit seinen aus allen Zeiträumen und Kulturkreisen ausgewählten Texten zeigt, das sind elementare Grunderfahrungen mit Krankheit, das sind die so vielschichtigen Wege zum Arzt, die Beziehungen zu leidenden Menschen und nicht zuletzt auch die menschlichen und technischen Möglichkeiten einer Hilfe in Not.

Auf dem Wege zur Besserung mögen uns uralte Gedanken um das Krankgewordensein, aber auch über das Denken und Handeln des Arztes begleiten. Wir werden vertraut gemacht mit Reflexionen über den Schmerz und das Leid, über den Sinn von Leiden und die Wende der Not. Gleichwohl ist uns die Welt des Kranken immer noch weitgehend verschlossen. Wir haben ganze Bibliotheken über Krankheiten, kennen faszinierende Biographen großer Ärzte; was immer noch fehlt, ist eine Phänomenologie des «homo patiens», eines leidenden Mitmenschen. Der kranke Mensch aber in seiner pathischen Betroffenheit wird nie bloßes Objekt der Naturwissenschaft sein können, sollte aber auch nicht allein zum Objekt der Psychologie oder Soziologie werden; er wird immer nur in seiner absoluten Subjektivität zu begreifen sein.

Kranksein geht daher uns alle an. Zum einen gilt: Wenn einer leidend betroffen ist, ist zugleich auch ein anderer in Mitleidenschaft gezogen. Zum anderen treten uns aus der Welt des kranken Menschen heraus nicht von ungefähr die Leitbilder einer gesunden Existenz leibhaftig vor Augen. Motive aller Heilkunst und Lebenskunde waren schließlich seit jeher sowohl die Freude, ja Lust am Heilen und Ganzen als auch das Verlangen nach einer gesunden, einer optimalen Lebensführung. Von daher rührt auch der Wunsch zu sanieren, zu korrigieren, zu verbessern in und an einer Welt, in der nichts heil und ganz sein kann.

Lebenskunde und Heilkunst erscheinen – wie unsere Texte überzeugend belegen – seit alters aufs engste miteinander verknüpft. Sie wurden nicht von ungefähr zum Element einer allgemeinen Daseinsphilosophie, so schon in der antiken Medizin, so noch in den aufgeklärten Gesundheitskatechismen, in denen die Medizin bezeichnet wird als die Elementarwissenschaft eines jeden gebildeten Menschen.

Wir wenden uns mit diesem kleinen Lesebuch an Patienten wie ihre Ärzte, an die Gäste der Badeorte und Kuranstalten, an Studenten der Medizin wie auch anderer Fakultäten, an die Lehrer und ihre Schüler – letztlich an jedermann!

Arzt und Patient rücken in dem auf uns zukommenden «Zeitalter der Chronisch-Kranken» immer näher zusammen. Beide Partner haben einander noch viel zu sagen. Was in diesen Gesprächen zur Rede steht, sollte nicht in wissenschaftlicher Abhandlung oder historischer Analyse seinen Niederschlag finden. Unsere Lesestoffe halten sich sehr bewußt an die Form der offenen Ansprache und Aussprache.

Die vorgelegte Auswahl beschränkt sich in der Regel auf die Wiedergabe der Texte. Nur in einzelnen Fällen waren verdeutlichende Erläuterungen notwendig. Der Anhang enthält die Quellenbelege und weiterführende Literaturhinweise. Sie wollen dokumentieren, aber auch auf einen Lesestoff hinweisen, der in seinem Reichtum kaum auszuschöpfen ist. Sie sollen Hinweise geben für eine Wanderung in die geheimnisvolle, uns allen so vertraute, wenngleich niemals zu ergründende Welt des kranken Menschen.

Heidelberg, im Frühjahr 1994   Der Herausgeber

Der leidende Mensch

Sobald ein Mensch geboren wird, ist er schon alt genug zum Sterben. Leiden und Tod gehören einfach zu einer befristeten Existenz, und so sind sie denn auch seit ältesten Zeiten aufgefaßt worden: als unser aller Schicksal. Zu einer bewußten Daseinsverfassung gehört, so scheint es, immer auch die pathische Dimension. Erfahrung von Wirklichkeit ereignet sich weniger im aktiven Unternehmen als im passiven Vernehmen: im Berührtwerden und Betroffensein, im Aufspüren und Aneignen, im Schmecken der Dinge, wie sie nun einmal sind.

Allerdings behagt dies einem nicht immer! Wir sollten nicht vergessen, daß auch Goethe die Geschichte vom «Armen Heinrich» las und dabei seinen «Ekel gegen den aussätzigen Herrn» nicht mehr los wurde; auf ihn wirkte die schreckliche Krankheit «so gewaltsam», daß er sich «vom bloßen Berühren eines solchen Buchs schon angesteckt» glaubte!

Und doch bleibt es gerade dieses pathische Betroffensein, das sich in allen Erfahrungen mit Kranksein widerspiegelt. «Mit etwas» – schreibt Heidegger (1965) –, «sei es ein Ding, ein Mensch, ein Gott, eine Erfahrung machen, heißt, daß es uns widerfährt, daß es uns trifft, über uns kommt, uns umwirft und verwandelt.» So will es der «logos» von «pathos»!

Angesichts einer solchen durchgehend pathischen Verfassung unserer befristeten Existenz fragt man sich unwillkürlich: «Warum werden die Menschen denn nicht wenigstens hundert Jahre alt?»

Und so werden sie sich wohl zu allen Zeiten gefragt haben!

Warum werden die Menschen nicht hundert Jahre alt?

(Ein Dialog mit dem Kaiser von China)

Im «Nei-ching» – dem wohl ältesten Medizinbuch der Welt aus der altchinesischen Epoche des «Gelben Kaisers» – fragt der Kaiser seinen Minister:

«Mir ist zu Ohren gekommen, daß die Menschen in früheren Zeiten um die hundert Jahre alt wurden, wobei sie immer noch am Leben teilnahmen und in ihren Unternehmungen nicht nachließen. In unseren Tagen ist man dagegen schon mit fünfzig so gut wie fertig und wird immer hinfälliger. Hängt dies nun damit zusammen, daß sich die Welt von Generation zu Generation ändert, oder hat es damit zu tun, daß die Menschheit die Gesetze der Natur nicht mehr beachtet?»

Darauf antwortet der ärztlich versierte Minister seinem Kaiser: «In den ältesten Zeiten verhielten sich die Menschen nach den Gesetzen der Natur und beachteten das Yin und Yang im Rhythmus des Alltags. Sie lebten in Übereinstimmung mit den Gesetzen des Kosmos, waren mäßig in ihren Ansprüchen und führten ein einfaches, geregeltes Leben. So blieben sie an Geist und Körper gesund und konnten ein Alter von hundert Jahren erreichen, bevor sie in Frieden dahinschieden.

In unserer Zeit hingegen sind die Menschen ganz anders geworden: Sie trinken Wein und sind in ihrem Verhalten überaus leichtsinnig, was ihre Lebensweise angeht. Sie übertreiben es in der körperlichen Liebe, und ihre Leidenschaften erschöpfen ihre Lebenskraft. Ungeübt in der Kontrolle ihres Geistes geben sie sich völlig dem Genuß hin und halten sich somit von den Freuden eines langen Lebens fern. Sie stehen zu unregelmäßigen Zeiten auf und gehen zu unregelmäßigen Zeiten zu Bett. Aus all diesen Gründen erreichen sie nur die erste Hälfte von hundert Jahren und lassen dann körperlich nach.

Die Weisen hingegen, sie fanden Zufriedenheit in der Stille des Nichts, und die wahre Lebenskraft war immer mit ihnen. Ihr Lebensgeist wurde auf diese Weise erhalten, und die Krankheit konnte nicht über sie kommen. Sie bezähmten ihren Willen und machten an ihren Wünschen Abstriche. In ihrem Herzen war Friede; sie kannten keine Angst. Ihre Körper mühten sich ab, und doch wurden sie dabei nicht abgenutzt. Ihr Geist war voll Harmonie und erfüllt von der Befolgung der Regeln der natürlichen Gesetze.»

Der altchinesische Minister Ch'i Po erklärt seinem Kaiser Huang-tie dann aber sogleich auch die Prinzipien seiner Theorie: «Meine Theorie der Medizin hat drei Maßstäbe: Nach oben entspricht sie der Himmelskunde, nach unten der Erdkunde, in der Mitte orientiert sie sich an den Gewohnheiten der Menschen.» Die Befolgung dieser Richtlinien aber bringt Harmonie und damit Gesundheit. Die Nichtbeachtung der Erfordernisse der Natur führt zu Disharmonie und erzeugt Krankheit, ein Krankwerden und Kranksein, das immer den Menschen als Ganzes erfaßt und letztlich zurückzuführen ist auf das Verhalten: auf Verstöße nämlich gegen das eiserne Gesetz der Natur.

Der Tod steht heute vor mir

(Texte aus archaischen Hochkulturen)

«Der Mondgott fügte meinem Leben viele glückliche Tage und Jahre hinzu und hielt mich 104 Jahre am Leben. Mein Augenlicht war gut, mein Hörvermögen ausgezeichnet; Füße und Hände waren gesund, meine Worte wohlgesetzt; Speise und Trank waren mir zuträglich. Meine Gesundheit war gut, und meine Sinne waren glücklich. Bei voller Gesundheit sah ich meine Urenkel in vierter Generation, und so genoß ich zur Genüge mein hohes Alter.» *(Keilschrift, um 1000 v. Chr.)*

«Du setzest einen jeden an seine Stelle, du sorgst für seine Bedürfnisse. Ein jeder hat sein Essen, ein jeder seine Art. Geordnet und berechnet ist die Zeit seines Lebens.» *(Sonnen-Hymnus des Königs Echnaton)*

«Weshalb haben Krankheit, Mißbefinden, Elend und Unglück mich befallen? Ich habe Gutes gegeben Göttern und Menschen, Toten und Lebenden. Ich führte die Opfer für die Toten und die Trankopfer für die Götter wieder ein.

Elend des Geistes und des Fleisches drücken mich nun nieder. Mit Schreien und Klagen bringe ich meine Tage zu Ende!» *(Klage des Königs Assurbanipal)*

«Das Greisenalter ist eingetreten und das Alter herabgestiegen. Die Glieder werden leidend, und das Altsein tritt als Neues auf. Die Kraft ist dem Müden zugrunde gegangen. Der Mund schweigt und redet nicht gern. Die Augen sind kurzsichtig und die Ohren taub. Das Herz ist vergeßlich und erinnert sich nicht mehr an gestern. Die Knochen, sie leiden am Alter, und die Nase ist verstopft und atmet nicht. Man mag stehen und sitzen –: Man befindet sich übel. Das Gute ist zum Schlechten geworden. Jeder Geschmack ist verlorengegangen. Was das Alter dem Menschen antut, ist: daß es ihm schlecht geht in allem!

Sei daher nicht stolz auf das Wissen, und vertraue nicht deiner Gelehrsamkeit. Der weise Mann erhebt sich früh am Morgen, um sich zu bewähren, aber der Narr steht auf, um sich zu zerstreuen. Rede daher nur, wenn du eine Lösung weißt. Wer in Beratungen sprechen kann, ist ein Meister seines Werks; denn Reden ist schwieriger als irgendeine Arbeit.» *(Sprüche eines altägyptischen Wezirs)*

«Ich wollte, das Ende der Menschheit wäre schon da, auf daß es keine Empfängnis mehr gäbe und keine Geburt mehr. Würde nur der Lärm im Lande aufhören und es keinen Streit mehr geben!

Der Tod steht heute vor mir, wie wenn ein Kranker gesund wird, wie wenn man nach der Krankheit ausgeht. Der Tod steht vor mir, wie der Geruch von Myrrhen, wie wenn man am windigen Tage unter dem Segel sitzt. Der Tod steht heute vor mir, wie der Geruch von Lotosblumen, wie wenn man am Ufer der Trunkenheit sitzt. Der Tod steht vor mir, wie ein betretener Weg, wie wenn man vom Kriege nach Hause kommt. Der Tod steht heute vor mir, wie ein entwölkter Himmel, wie einer kommt zu dem, was er nicht weiß. Der Tod steht heute vor mir, wie wenn jemand sein Haus wiederzusehen wünscht, nachdem er viele Jahre in der Gefangenschaft verbracht hat.» *(Aus der Liedweisheit des Ipuwer)*

Ich hatte sein Leiden mit eigenen Augen gesehen
(Totenklage eines arabischen Gelehrten)

Um die Mitte des 9. Jahrhunderts vermittelte uns der arabische Universalgelehrte Al-Dschāhiz die ergreifende Totenklage auf seinen Freund:

«Ich hatte sein Leiden mit eigenen Augen gesehen und ihn in diesem seinem Zustand am ersten Tag des Fastenmonats verlassen. Danach verschlimmerte sich wieder die Qual und Heftigkeit seiner Krankheit, und daraus erwuchsen ihm Verzweiflung und Furcht, die stärker wurden als die verbliebene Hoffnung und der Wunsch nach Genesung. Dann ließ die Krankheit doch wieder nach und gab zu neuem Hoffen auf Genesung Anlaß. Sein Zustand besserte sich fortlaufend. Er kam erneut zu Kräften, so daß er wieder aß, wonach er verlangte, langsam aufstand und umherlief und in den Garten hinausging.

Wir konnten davon ablassen, Mitleid mit ihm zu haben, es wich auch von ihm die Besorgnis und Vorsicht, und Hoffnung und Unachtsamkeit kehrten wieder zurück. Einmal, als er mich ins Vertrauen zog, sagte er zu mir in der Freude, die Gesundheit wiederzuerlangen: ‹Es scheint mir, daß ich gerettet bin, und es dünkt mich, daß sich die Sache zum Guten wendet›, wobei er sich froh und glücklich zeigte.

Aber es ist so, wie der Dichter sagt: ‹Wenn er sich von *einer* Krankheit erholt hat, wähnt er sich gerettet, aber er trägt *die* Krankheit in sich, die tödlich ist.› Obwohl bei alledem seine Farbe noch blaß, sein Körper noch abgezehrt, seine Stimmung angeschlagen und das Gleichgewicht gestört war, ging er dennoch in die Moschee und setzte sich in seinen Hof.

Dann aber verschlechterte sich sein Krankheitszustand wieder. Als ich zu ihm kam, war sein Geist noch stark und seine Natur robust, aber sein Zustand war unverkennbar. Auf meine Fragen antwortete er wie einer, dessen Zeitpunkt noch weit entfernt ist und der eine starke Hoffnung hat, ohne Niedergeschlagenheit und ohne Furcht vor einem nahe bevorstehenden Hinscheiden. Er blieb an jenem Tag in diesem friedlichen Zustand. Lediglich seiner Mutter kam am nächsten Morgen die Schwäche seiner Hand merkwürdig vor, und sie fragte, was mit ihm sei. ‹Ich weiß nicht›, entgegnete er, ‹ich kenne mich selbst nicht mehr. Bringt mich schnell hinunter!› Man tat es eilends, doch als er die Treppen noch auf seinen eigenen Füßen hinunterstieg, da kam der Tod über ihn.

Das, dem er so lange entflohen war, hatte ihn erreicht; der, dem er beharrlich ausgewichen war, war jetzt an ihn herangetreten, und das, vor dem er keine Zuflucht gefunden, hatte ihn überrascht. Er machte einen Sturz, nach welchem es kein Aufstehen mehr gab; sein Blick erstarrte, und seine Glieder schlugen um sich. Man trug ihn in sein Zimmer. Aber er hörte nicht mehr, wie man ihn rief, er beachtete das Weinen nicht mehr, gab keine Antworten und kümmerte sich nicht mehr um seine Lieben. Man schickte nach kundigen Ärzten; doch als sie kamen, stellten sie fest, daß seinem Zustande nicht mehr abzuhelfen war. Sie richteten an die Anwesenden beruhigende Worte und gingen davon, ohne etwas verordnet zu haben.

Während dieser ganzen Zeit war der Kranke mit sich allein: allein mit seiner eigenen Qual, mit dem Kummer der anderen, mit seinem Todeskampf in all seiner Drangsal. Der Tod packte ihn und streckte ihn wieder aus wie ein Tuch, das man zusammenfaltet und dann ausbreitet; er war wie ein zu Boden Geworfener, der sich ergeben hatte. Den ganzen Tag über hielt er noch aus, dann aber befiel ihn ein tödliches Fieber, mit dessen Ende er verschied. Er kam an den Ort, der ihm versprochen war, und das Vergängliche ging zugrunde.»

Soweit der arabische Erzähler – und dann noch einmal die Klage, der klagende Ruf: «Was ist denn auf dieser Erde der Wert des Wartens? Was sind die Zeichen des Glücks? Diese Welt gleicht einer Familie: Wenn der erste weggeht, folgen die andern, und bald bleibt keiner mehr im Haus. Merkst du nicht, daß der Reisetrupp angehalten hat? Der, dem sein Reittier gebracht wurde, macht sich auf, auf die große Fahrt! Und weißt du nicht, daß wir alle Geiseln für uns selber sind? Ihresgleichen sind wir, nur daß wir nach ihnen noch ein ganz klein wenig länger verweilen, während sie schon aufgebrochen sind.»

Sein Honig ward zur Gallen

(Der «arme Heinrich» zieht nach Salerno)

Wir alle kennen die wundersame Geschichte vom «armen Heinrich», wie sie uns Hartmann von Aue überliefert hat –: die Mär vom reichen Ritter Heinrich, der eine Blüte der Jugend war, ein Spiegel der Weltfreude, ein Diamant beständiger Treue, eine vollkommene Krone der Zucht. Bis ihn der

Aussatz ergriff: Da wurde er Männern und Frauen widerwärtig, bis ihn niemand mehr gerne ansah.

Als nun der arme Heinrich gewahr wurde, daß er jedermann im Wege stand, da ward er traurig und arg bedrückt. Sein schwebendes Herz vergaß den Flug, seine schwimmende Freude ertrank in der Tiefe; sein Selbstgefühl mußte zur Erde fallen, sein Honig ward zur Gallen. Ein rascher finsterer Glockenschlag zerbrach ihm seinen Mittag; eine trübe dichte Wolke verdeckte ihm den Glanz seiner Sonne. Der Ritter Heinrich grämt sich gar sehr, daß er so viel an Ehren lassen mußte. Verflucht und verwünscht wurde der Tag, an dem seine Geburt geschehen.

Gleichwohl dachte er oftmals bei sich, ob nicht doch wo Heilung zu suchen sei. Auf den Rat seiner Ärzte reiste er eilends nach Montpellier, wo man ihn jedoch für unheilbar erklärte. Darauf fuhr er stracks nach Salerno und suchte dort zu seiner Heilung die Kunst der weisen Ärzte auf.

Der erfahrenste Meister aber, den er dort fand, gab ihm sogleich eine gar seltsame Auskunft: Er müsse nur eine Jungfrau finden, die gewillt sei, für ihn den Tod zu erleiden. Es läge freilich nicht im Wesen des Menschen, daß jemand gerne dies täte. Und doch gehöre weiter nichts zur Genesung als das Herzblut der Jungfrau, das einzige Heilmittel für seinen Aussatz.

Mit diesem Rat aber wurde ihm nun auch die letzte Zuversicht geraubt. Denn unmöglich schien es dem armen Heinrich, daß jemand jemanden gewänne, der gern für ihn stürbe. Darüber wurde der Kummer seines Herzens so schwer und so groß, daß es ihn aufs tiefste verdroß, noch länger zu leben. Wohlüberlegt entledigt sich der Ritter seines Besitzes, bis auf einen Hof auf einer Rodung. Dorthin zog er sich vor den Menschen zurück in die Einsamkeit.

In seinem Elende jedoch begann der Ritter Heinrich mit seinem Gott zu hadern, wie der Knecht Hiob. In seiner Hybris nahm er sogar das Opfer eines jungen Mädchens an, das bei ihm wohnte, seiner «kleinen Braut», mit der er schließlich nach Salerno reist. Dort haben die Ärzte schon das Messer gewetzt, um ihr zum Herzen zu schneiden. Und nun erblickt er das Mädchen durch einen Ritz in der Wand: ganz nackt und auf den Operationstisch gebunden. Ihr Leib war so liebreizend! Da sah er sie an und sich selbst – sie in ihrer jugendlichen Schönheit, sich selber aber in aller Häßlichkeit. Da ward der Ritter tief erschüttert und sogleich von einem neuen Sinn erfüllt. Es dünkte ihn gar nicht mehr gut, was er da geplant, er ließ von seinem Vorhaben ab und wandelte auch sich auf der Stelle: Er tat sein altes Wesen ab und wurde ein neuer Mensch.

Am «armen Heinrich» wird beispielhaft das «media vita in morte» offenbar, als ihn die «miselsucht» ergreift. Mitten im Leben lauert der Tod, packt zu, macht hinfällig und läßt uns aussätzig werden, ausgeschlossen aus aller Gesellschaft. An seiner Genesung lassen sich nun aber auch die drei Stufen des inneren, des eigentlichen Lebens genauer ablesen, nämlich:

1. der Weg der Reinigung (via purgativa), 2. die Stufen der Erleuchtung (via illuminativa) und 3. die Bahn zur Vereinigung (via unitiva). Die Wege der Reinigung werden zu Stadien der Prüfung, der Versuchung, der Rebellion auch, der Heimsuchung.

Der «arme Heinrich» hat sein Leiden akzeptiert, hat sein Sterben mit hineingenommen in sein Leben, ein neues Leben mit neuer Gesundheit, das er nunmehr willens ist, zu Ende zu führen. Er hat die Krise gemeistert und vermag nun auch, mit dem Mädchen gemeinsam zu wandeln auf der «via unitiva», jener Vereinigung, die zum Sinnbild wird für die Vereinigung von Mensch und Gott. Denn nicht die Welt an sich ist verwerflich, sondern nur eine Welt ohne Treue und ohne das Maß.

Beide haben ihre Lebensaufgabe erfüllt: der leprakranke Ritter als «homo patiens» und das mitleidende Mädchen, sein klein «gemahel», als «homo compatiens». Nach einem langen seligen Leben – so schließt die Geschichte – gelangen sie beide zugleich in das ewige Reich!

Des Morgens schied ich einen Stein aus
(Nierensteine auf Montaignes Badereise)

September 1580 in Plombières
«Es ist dort Sitte, nur zu baden, und zwar zwei- oder dreimal am Tage. Manche nehmen ihre Mahlzeit während des Badens selbst ein, lassen sich darin schröpfen und auch allemal purgieren, bevor sie hineinsteigen. Wenn sie überhaupt von dem Wasser trinken, so sind es ein oder zwei Gläser. – Wir sahen dort Leute, die von den Geschwüren, und andere, die von über den ganzen Körper zerstreuten Hitzpocken geheilt worden waren. Es ist die Regel, daß man mindestens einen Monat dort bleibt. Die Zeit vom Frühling bis in den Mai wird vor allem empfohlen...»

Mai 1581 in Lucca
«Dienstag, den 9. Mai 1581, war ich ganz früh vor Sonnenaufgang am Sprudel unserer heißen Quelle und trank sofort sieben Gläser, die dreieinhalb Pfund fassen; sie berechnen so das Maß. Ich glaube, es waren ungefähr zwölf Pfund unseres Quartgefäßes. Das Wasser ist mäßig heiß wie in Eaux-Chaudes oder Barbotan; es besitzt weniger Geschmack als jedes andere, das ich getrunken habe. Ich hatte keinen anderen Eindruck, als daß es warm und etwas süßlich sei. Für diesen Tag blieb es ohne Wirkung, und obwohl ich erst fünf Stunden später zu Tisch ging, hatte ich nicht einen Tropfen davon abgegeben. Es wurde mir gesagt, ich hätte zu wenig genommen; denn hier wird gleich eine Flasche voll verordnet, das sind zwei Becher oder acht Pfund oder sechzehn bis sieb-

zehn meiner Gläser. Ich selbst meine, daß mich die Medizin ganz entleert hatte und daß das Wasser die Rolle der Nahrung im Körper übernahm.»

11. Mai 1581 in Lucca
«Was ist doch die Medizin für eine nichtige Sache! Ich sagte oben gelegentlich, daß es mir leid tue, so viel purgiert zu haben, und daß infolgedessen das Wasser zu viel Platz fand, sich in Nahrung umsetzte und verstopfte. Nun finde ich in dem gedruckten Badeführer eines Arztes Donati den Rat, weniger mittags als abends zu essen, und ich glaube auch, daß meine Vermutung damit übereinstimmt. Sein Kollege Franciotti aber behauptet das Gegenteil, hier und in anderen Sachen...

Am 24. schied ich morgens einen Stein aus, der in der Röhre steckenblieb. Ich hielt von da bis zur Tischzeit den Urin an, damit sich ein heftiger Drang einstelle. Damit konnte ich endlich, nicht ohne vorherige und nachherige Schmerzen und Blutung, den Stein ganz ausscheiden. Er war groß und lang wie ein Tannenzapfen, aber an einem Ende dick und von der Gestalt einer Bohne – um die Wahrheit zu sagen, er hatte vollständig die Form eines männlichen Gliedes. Es war ein großes Glück für mich, daß ich ihn hatte austreiben können. Ich hatte noch nie einen Stein von dieser Größe ausgeschieden. Aber ich hatte wirklich an der Beschaffenheit meines Urins dieses Ereignis kommen sehen. Ich werde sehen, was weiter folgt.

Es wäre zu große Feigheit und Schwäche von mir, wenn ich dem Tod, der mich auf diese Weise jeden Tag bedroht und jede Stunde näher rückt, nicht so unerschrocken wie möglich ins Gesicht sähe und auf ihn vorbereitet wäre. Inzwischen aber wird es das Vernünftigste sein, froh das Gute hinzunehmen, das Gott uns zu senden gefällt. Es gibt kein anderes Heilmittel, keine andere Vorschrift, keine andere Wissenschaft, das Übel zu vermeiden, wie und wie groß es auch sei und das von allen Seiten und zu jeder Stunde den Menschen bedroht, als sich zu entschließen, es menschlich zu ertragen oder aber mutig und unversehens ihm ein Ende zu setzen.»

«Was ist aber so beglückend wie der jähe Wechsel, wenn ich durch die Abführung meines Steins nach heftigsten Schmerzen wie einen Blitzstrahl das schöne Licht der Gesundheit so frei und so völlig wieder erblicke, wie dies bei unsern plötzlichen und höchst grimmigen Koliken geschieht? Ist wohl an den erlittenen Schmerzen etwas, das diese Freude über eine so rasche Wiederherstellung aufwöge? Wieviel schöner erscheint mir die Gesundheit nach der Krankheit, an die sie so nahe sich anschließt, daß ich die eine in der Gegenwart der andern erblicke!»

Und aller Jammer fällt mit Haufen herein
(Paracelsus über leidendes Altern)

«Es ist ein schön Ding' um eine Rose, aber sie muß ein ganzes Jahr haben, bis sie in das Gestäud' kommt, zur Dolde, zur Blume. Also auch alle anderen Dinge. Der das Gestäud' will für eine Rose achten, der hätte keine Rose, kennt sie nicht; der die Knospe für eine Rose will halten und sie abbrechen, was hat er? Der aber die Zeit abwartet, bis die Natur es dahin bringt und es wächst bis zu seiner Bestimmung, der hat eine Rose. So die Natur also handelt, wieviel mehr das Himmlische, das über die Natur ist. Darum soll keiner vor der Zeit sich rühmen, sondern die Zeit abwarten...

Es ist die Zeit, die alle Dinge verändert und immer wieder neu aufsteigen läßt wie ein Gewölk. Und wenn auch Tag und Nacht Zehntausende von Kindern geboren wurden, sie hätten doch nimmermehr den gleichen Himmel. Jeder hat seinen eigenen Zeit-Raum und darin viel tausend Wege. Eine jegliche Stund' gibt eine neue Art, damit nichts gleich bleibt. Jeder Augenblick wird zur Zeit einer neuen Blume...

Wir sind wie Staub und Schatten, die alle Tage zergehen und ein Wasserblatter. Darum ist unser Leben kurz gegen andre: Gold, Silber bleibt bis in das Feuer des Endes, Stein und Salz desgleichen; der Mensch aber bleibet nicht, hat den kürzesten Termin und keine bestimmte Stund' – nur auf, alle Tage davon!

Darum so soll ein Arzt die Zeit bedenken, damit er die Zeit wisse, wie er sich wehre und herrschen wölle womit. Nicht genug sei, den heutigen Tag zu betrachten, sondern auch den morgigen Tag und alle zukünftigen hernach vom Punkte der Stund' bis an den Terminus, und in der Zeit sehen, was dem doch zu tun sei. Und nit so unverstanden sein, daß er die Zeit in die Luft schlage und sich selbst für einen Unwissenden zu erkennen gebe.

Das ist die Zeit, die so scharf und akut ist; denn sie gibt alle Krankheit und Zufälle und alle Widerwärtigkeit. Wer könnt' ihre Absicht verstehen? Wer nun kann ihre Schärfe, ihre Heimlichkeit und ihr Vornehmen verstehen und kennen? Darum soll sich der Arzt nicht zuviel austun; denn es ist ein Herr über ihm, das ist die Zeit, die spielt mit ihm wie eine Katz' mit den Mäusen...

Wie aber jedes Alter seine Zeit hat, ähnlich dem wachsenden und schwindenden Mond, so hat auch jedes Alter seine Krankheit. Es liegt einfach im Wesen des Menschen, daß er umgeben ist mit Krankheit und Tod. Und so er am gesündesten ist, so dünkt ihn das nur; denn die Zerstörung feiert keinen Augenblick...

Daher kehre wieder in dich, kehr' wieder in die Kindheit von dem, das du gelernt hast von den Menschen, und laß ihre Unruhe liegen und ihre Sorgen und Ängste, die sie mit ihrer Weisheit gebrauchen. Und gehe du in die Ruhe deiner Kindheit, deiner Einfalt. Was ist Ruhe hier auf Erden: Nix, keine! Da allein ist Ruhe: Dein Gott läßt sorgen!

Vor Ihm sind tausend Jahre wie ein Tag! Drum so ist es alles nix, was wir in die Zeit bauen, in die vergangene oder zukünftige. Es dorrt alles aus und hat keinen Bestand. Unser ganzes weites Leben, es gibt doch nur ein elendes Alter –: Da wird uns das Gesicht genommen, die Bein', die Füße, die Vernunft, die Sinne – und aller Jammer fällt mit Haufen herein. Was nützen dann dem alten Manne seine jungen Tage?

Also ist der Mensch dem Ende befohlen und seiner Jahre Zeit und Zahl, die klein ist. Unendlich groß ist die Zeit, und so klein der Jahre Zahl! Also ist das Leben auch: Einmal sind wir geschnitzlet von Gott und übermalt mit dem Leben –: Und mit einem Lumpen ist es alles wieder aus!»

Das Alter soll sein wie eine Brennessel

(Kanzel-Predigten des Abraham a Sancta Clara)

«Die Ehr' gebührt dem Alter, aber nur, wenn's voller guter Sitten ist. Denn was helfen viele Jahr' und wenig Tugend! Was helfen viele Falten und daneben die Einfalt (wenn übrigens viele Falten ein großes Lob verdienten, so müßten die Schweizer Pluderhosen über alles gehen)! Was hilft ein Schwan auf dem Kopf und ein Rab' im Herzen! Was hilft es, lang gelebt zu haben, aber nicht löblich?

Ein Alter soll wie ein Feigenbaum sein; denn je älter der wird, desto mehr Früchte trägt er. Ein Alter soll wie eine Brennessel sein; denn je älter die wird, desto weniger Hitz hat sie. Schädlich ist es, wenn ein Alter beschaffen ist wie der Berg Ätna: der ist zwar mit Schnee bedeckt, aber inwendig voller Feuer. So ist auch nicht alles an den weißen Haaren gelegen; denn ein großer Unterschied ist zwischen weiß und weis'. Gott gibt manchmal jungen Leuten einen alten Verstand und vollkommene Tugenden.» *(Aus: «Huy! und Pfuy! der Welt»*, 1707)

Vom ruhigen Sterben

«Wie ein angezündetes Licht, sobald es angebrannt worden ist, von seinem Wesen etwas durchs Feuer verliert und, je länger es brennt, desto kürzer wird und fast unmerklich abnimmt, bis es endlich ganz ausgebrannt ist und erlischt, vergeht und stirbt und nichts hinterläßt als ein wenig Docht, Unflat und Gestank, wovor man die Nasen zuhält, so geht's sowohl den in den Gedanken der Stolzen verachteten Lichtlein als auch den größten Kirchen- und Staatslichtern der Welt. Für sie alle gilt ‹quotidie morimur› – wir sterben täglich und verlieren alle Stunden eine Stund' von unserem Leben und eilen dem Ende zu. Je länger wir leben, desto mehr sterben wir. Wir meinen zwar oft, unser Leben sei einer langen, großen Wachskerze gleich, die lang zu brennen pflegt, und bilden uns ein, wir werden noch lange und herrlich leuchten, aber unser ganzes Leben ist oft nur ein Stümpflein, nur ein dünnes Gaukellichtlein, das, ehe man sich's versieht, auslöscht.

Wie viele verlöschen schon in der Latern', das ist im Mutterleib; vielen, die kaum etliche Stunden brennen, bläst der Tod das Lebenslichtlein plötzlich aus. Kaum weht ein rauhes Lüfterl, ein Fieberlein, eine Gelb- oder Schwindsucht, ein Schlagerl sowohl Große wie Kleine, Hohe wie Niedere, Reiche wie Arme ein wenig an, so ist's schon um sie geschehen – das Lebenslicht ist ausgelöscht...

Diese Meditatio mortis soll unser ganzes Studieren sein, dann werden wir nicht Zeit haben, uns mit so vielen eitlen, irdischen, nichtigen, ja sündigen, in die Verdammnis führenden Dingen abzuschleppen und die Köpfe darüber zerbrechen und so das Nötigste, die Kunst, täglich und selig zu sterben, darüber nicht versäumen, wie das viele tausend Sterbliche tun, die von keinem Sterben hören noch wissen wollen und, wenn's möglich wäre, gern ewig lebten. Aber, allein schon deshalb, weil sie sich vor dem Sterben fürchten, so sterben sie schon täglich, ob sie es nun wollen oder nicht, es muß sein! Und jeder Mensch muß bekennen: Ich sterbe täglich!

Wohl aber denen, die täglich absterben und das Irdische beizeiten verachten lernen! Sie werden im Sterben täglich und stündlich zum ewigen Leben neugeboren werden.» (*Aus: «Besonders meublirt- und gezierte Todten-Capelle»*, 1710)

Krankenberichte

Kranke berichten über ihre Leiden nur selten. Der Patient liegt darnieder und führt kein Tagebuch. Wir müssen indirekte Quellen zur Hand nehmen, um zu zeigen, was Kranke zu erdulden haben. Wie die Menschen ihr Krankgewordensein erleben und darüber berichten – was, wie gesagt, nicht die Regel ist –, das ergibt ein überraschend buntes und vielschichtiges Spektrum.

Und es ist höchst aufschlußreich, sich damit zu beschäftigen, von wem diese Krankenberichte stammen, ob von einem berühmten Arzt oder von einem Philosophen, von einem Dichter oder Theologen, oder ob es Berichte sind, wie Ärzte selber ihr Kranksein erlebten.

Es gehört sicherlich zu einer Erfahrung von Wirklichkeit überhaupt, daß der Mensch zu allen Zeiten seine ihm zugemessene Frist zwischen Geburt und Tod als Krisis verstanden, erlebt und dann auch akzeptiert hat. Der Mensch war immer ein Mängelwesen, zum Umfallen geboren, wie Paracelsus sagt, koexistent mit dem Tode, mitten im Leben vom Tode umfangen, geworden und geworfen in seinem Dasein zum Tod.

Um die Vielfalt der Krankenaspekte wahrzunehmen, müssen wir die Kranken-Geschichte selber kennenlernen, die Biographie jedes einzelnen Kranken, in der ja die Krisis so lebendig zum Ausdruck kommt. Beginnen wir mit einem Beispiel aus den «Epidemien» des Hippokrates!

Niedergeschlagenheit hatte sich ihrer bemächtigt

(Krankengeschichten aus dem «Corpus Hippocraticum»)

«Die Tochter des Euryanax, ein junges Mädchen, befiel Fieber. Sie hatte aber bis zum Schluß keinen Durst; sie nahm keine Speisen zu sich. Aus dem Leib ging nur wenig ab, der Urin war dünn, von geringer Menge und nicht guter Farbe. Als das Fieber begann, hatte sie Schmerzen am Gesäß. Am sechsten Tag war sie fieberfrei und hatte keine Schweißausbrüche; sie hatte die Krise. Die Partie am Gesäß eiterte ein wenig, die Stellen brachen mit der Krise auf. Am siebenten Tag nach der Krise bekam sie Schüttelfrost, sie wurde ein wenig heiß und hatte Schweißausbrüche. Später waren die Extremitäten immer kalt. Um den zehnten Tag begann sie nach dem erfolgten Schweißausbruch zu delirieren, und sie war bald wieder bei klarem Bewußtsein; man berichtete, sie habe Weintrauben gegessen. Nach einer Unterbrechung phantasierte sie am zwölften Tag wieder stark, sie bekam Verdauungsstörungen mit wenigen dünnen, galligen, ungemischten und beißenden Abgängen, sie stand häufig auf. Seit diesem Tag delirierte sie die ganze folgende Zeit, sie starb am siebzehnten Tag. Als die Krankheit begann, hatte diese Patientin Schmerzen im Rachen, und sie hatte bis zum Schluß eine Rötung, das Zäpfchen war nach oben gezogen. Viele scharfe Ausflüsse in geringer Menge traten auf. Sie hustete, brachte aber keinen Auswurf heraus; während der ganzen Zeit nahm sie keinerlei Speisen zu sich und hatte auf nichts Appetit. Sie hatte keinen Durst und trank nichts, was der Rede wert gewesen wäre. Sie schwieg und unterhielt sich überhaupt nicht. Niedergeschlagenheit hatte sich ihrer bemächtigt, sie war ohne Hoffnung auf Besserung ihres Zustandes.»

«Skamandros in Larissa: Die Hüfte wurde brandig. Langwierige Abstoßung am Knochen. Man schnitt tief ein, sogar bis auf den Knochen. Darauf brannte man aus. Da setzten am 12. Tag nach dem Einschnitt Krämpfe ein und steigerten sich. Das verletzte Bein bog sich bis zu den Weichen. Die Krämpfe griffen auch auf die andere Seite über: Das Bein bog sich und streckte sich und bewegte auch die anderen Glieder mit, die Kiefer waren zusammengepreßt. Er verstarb am 8. Tag nach dem ersten Krampfanfall.»

Die Darstellung ist klassisch: Es handelt sich um einen Fall von Knocheneiterung, durch einen Eingriff werden Tetanusbazillen in die Tiefe der Wunde verschleppt, und es entwickelt sich ein Wundstarrkrampf, der in typischer Weise zu Krämpfen in der Muskulatur des kranken Beines führt, dann auch das gesunde Bein ergreift, sich auf den übrigen Körper ausdehnt und schließlich das charakteristische Bild der Kieferklemme durch Krampf der Kiefermuskulatur verursacht.

Soweit zwei Proben aus den Texten, die uns nicht nur ein erstaunlich komplettes Vokabular der Medizin liefern (das sich bis heute gehalten hat), sondern auch den berühmten Hippokratischen Geist vermitteln. Aus der Sicht der späteren Tradition läßt sich das noch einmal sehr schön zusammenfassen im «*Prognostikon*»:

«Bei den akuten Krankheiten muß man auf folgendes achten: zunächst auf das Gesicht des Kranken, ob es dem der Gesunden, besonders aber, ob es sich selbst (in seinem gesunden Zustand) gleicht; denn so ist es wohl am besten, wenn es aber der Ähnlichkeit am meisten entgegengesetzt ist, ist es am schlimmsten. Es wird wohl folgendes Aussehen haben: die Nase spitz, die Augen hohl, die Schläfen eingefallen, die Ohren kalt und zusammengeschrumpft, die Ohrläppchen abstehend und die Haut an der Stirn hart, straff und trocken; die Farbe des ganzen Gesichts bleich oder dunkel (Facies Hippocratica). Wenn das Gesicht zu Beginn der Krankheit ein derartiges Aussehen hat und es noch nicht möglich ist, aus den übrigen Zeichen Schlüsse zu ziehen, muß man sich erkundigen, ob der Patient nicht etwa an Schlaflosigkeit gelitten hat, ob die Abgänge aus dem Leib sehr wäßrig sind oder ob ihn Hunger quäle; und wenn er etwas hiervon als zutreffend bezeichnet, darf man annehmen, daß es weniger gefährlich ist; es entscheidet sich aber im Verlauf eines Tages und einer Nacht, ob das Gesicht aus diesen Gründen ein solches Aussehen hat; wenn er aber nichts hiervon bejaht und sich nicht in der zuvor genannten Zeit erholt, so wisse, daß dieses Zeichen den Tod ankündigt.»

Gegen dieses Übel half keine Klugheit
(In Florenz wütet die Pest)

«Seit der heilbringenden Menschwerdung des Gottessohnes waren eintausenddreihundertachtundvierzig Jahre vergangen, als in die herrliche Stadt Florenz, die vor allen andern in Italien schön ist, das tödliche Pestübel gelangte, welches – entweder durch Einwirkung der Himmelskörper entstanden oder im gerechten Zorn über unseren sittlichen Wandel von Gott als Strafe über die Menschen verhängt – einige Jahre früher in den Morgenlanden begonnen, dort eine unzählbare Menge von Menschen getötet hatte und dann, ohne anzuhalten, von Ort zu Ort sich verbreitend, jammerbringend nach dem Abendlande vorgedrungen war.

Gegen dieses Übel half keine Klugheit oder Vorkehrung, obwohl man es daran nicht fehlen und die Stadt durch eigens dazu ernannte Beamte von allem Unrat reinigen ließ, auch jedem Kranken den Eintritt verwehrte und manchen Ratschlag über die Bewahrung der Gesundheit erteilte. Ebensowenig nützten die demütigen Gebete, die von den Frommen nicht ein, sondern viele Male in feierlichen Bittgängen und auf andere Weise Gott vorgetragen wurden.

Etwa zu Frühlingsanfang des genannten Jahres begann

die Krankheit schrecklich und erstaunlich ihre verheerenden Wirkungen zu zeigen. Dabei war aber nicht, wie im Orient, das Nasenbluten ein offenbares Zeichen unvermeidlichen Todes, sondern es kamen zu Anfang der Krankheit gleichermaßen bei Mann und Weib an den Leisten oder in den Achselhöhlen gewisse Geschwülste zum Vorschein, die manchmal so groß wie ein gewöhnlicher Apfel, manchmal wie ein Ei wurden, bei den einen sich in größerer, bei den anderen in geringerer Anzahl zeigten und schlechtweg Pestbeulen genannt wurden. Später aber gewann die Krankheit eine neue Gestalt, und viele bekamen auf den Armen, den Lenden und allen übrigen Teilen des Körpers schwarze und bräunliche Flecke, die bei einigen groß und gering an Zahl, bei andern aber klein und dicht waren. Und so wie früher die Pestbeule ein sicheres Zeichen unvermeidlichen Todes gewesen und bei manchen noch war, so waren es nun diese Flecke für alle, bei denen sie sich zeigten...

Die Seuche gewann um so größere Kraft, da sie durch den Verkehr von den Kranken auf die Gesunden überging, wie das Feuer trockene oder brennbare Stoffe ergreift, wenn sie ihm nahe gebracht werden. Ja, so weit erstreckte sich dies Übel, daß nicht allein der Umgang die Gesunden ansteckte und den Keim des gemeinsamen Todes in sie legte; schon die Berührung der Kleider oder anderer Dinge, die ein Kranker gebracht oder angefaßt hatte, schien die Krankheit dem Berührenden mitzuteilen...

Aus diesen und vielen anderen ähnlichen und schlimmeren Ereignissen entstand ein allgemeiner Schrecken, und mancherlei Vorkehrungen wurden von denen getroffen, die noch am Leben waren. Fast alle strebten zu ein und demselben Ziel hin, die Kranken nämlich und was zu ihnen gehörte zu vermeiden und zu fliehen, in der Hoffnung, sich auf solche Weise selbst zu retten. Einige waren der Meinung, ein mäßiges Leben, frei von jeder Üppigkeit, vermöge die Widerstandskraft besonders zu stärken... Andere aber waren der entgegengesetzten Meinung zugetan und versicherten, viel zu trinken, gut zu leben, mit Gesang und Scherz umherzugehen, in allen Dingen, soweit es sich tun ließ, seine Lust zu befriedigen und über jedes Ereignis zu lachen und zu spaßen, sei das sicherste Heilmittel für ein solches Übel...

Viele andere indes schlugen einen Mittelweg zwischen den beiden obengenannten ein und beschränkten sich weder im Gebrauch der Speisen so sehr wie die ersten, noch hielten sie im Trinken und in anderen Ausschweifungen so wenig Maß wie die zweiten. Vielmehr bedienten sie sich der Speise und des Tranks nach Lust und schlossen sich auch nicht ein, sondern gingen umher und hielten Blumen, duftende Kräuter oder sonstige Spezereien in den Händen und rochen häufig daran, überzeugt, es sei besonders heilsam, durch solchen Duft das Gehirn zu erquicken; denn die ganze Luft schien von den Ausdünstungen der toten Körper, von den Krankheiten und Arzneien stinkend und beklemmend...

Obgleich diese Leute mit den also verschiedenen Meinungen nicht alle starben, so kamen sie auch nicht alle davon, sondern viele von den Anhängern jeder Meinung erkrankten, wo immer sie sich befanden, und verschmachteten fast ganz verlassen, wie sie das Beispiel dazu, solange sie gesund gewesen waren, denen gegeben hatten, die gesund blieben. Wir wollen davon schweigen, daß ein Mitbürger den andern mied, daß der Nachbar fast nie den Nachbarn pflegte und die Verwandten einander selten oder nie besuchten; aber mit solchem Schrecken hatte dieses Elend die Brust der Männer wie der Frauen erfüllt, daß ein Bruder den andern im Stich ließ, der Oheim seinen Neffen, die Schwester den Bruder und oft die Frau den Mann, ja, was das schrecklichste ist und kaum glaublich scheint: Vater und Mutter weigerten sich, ihre Kinder zu besuchen und zu pflegen, als wären es nicht die ihrigen.

In dieser allgemeinen Entfremdung blieb den Männern

und Frauen, die erkrankten – und ihre Zahl war unermeßlich – keine Hilfe außer dem Mitleid der wenigen Freunde, die sie nicht verließen...»

Es half alles vorerst nichts
(Weinsbergs Bericht über die Frauen zu Köln)

«In diesem Jahr 1502 war ein großes Sterben an der Pest, und es starben viele Menschen in und außerhalb Köln. So starb ihm auch sein Vater Gottschalk hinweg, seine Schwester Irmgard und sein Bruder Johann, die Magd, zwei Knechte, und auch er ward krank und wär beinahe gestorben. Einmal da er im Bette lag, sprach die Begine zu seiner Mutter: ‹Sein Schulgeselle Tilman im Hirschen ist gestorben, das darf ihm niemand sagen, damit er sich nicht erschrecke›, und wiewohl dies leise gesagt ward, so hörte er's doch und dachte bei sich: ‹Ich will mich schon nicht erschrecken.› Und Gott half ihm, so daß er genas (...)

Am 20. Dezember 1519 hat mich meiner Mutter Dienstmagd über die Straße getragen und ist gestrauchelt und mit mir hingefallen, und ich fiel auf einen Stein und bekam ein großes Loch in den Kopf. (...)

Als ich wieder gesund war, haben einmal die Mägde auf dem Steinweg beim Brunnen hinter Haus Weinsberg Kleider gewaschen, und ich stellte mich dazu nach Kinderart. (...)

Aber dann fing das Fieber wieder an, zuerst unregelmäßig, dann jeden zweiten, dritten, fünften Tag, dazu befiel mich ein Gebrechen, daß ich halber lahm ward, weder Arm noch Bein bewegen konnte. Ich war auch während des Fiebers voller Ungeziefer und Placken auf dem ganzen Leib, die Läuse machten mir viel Beschwerde, Kopf und Glieder waren voller Placken und Läus, dazu befiel mich ein Gebrechen im Hals, so daß ich sechs Wochen lang nicht viel reden konnte. Der Mund stank mir, das Haupt war ringsum voller Läus und Placken wie eine Kruste. Ganze Tag und Nächte lag ich einsam zu Bette, hatte wenig Zuspruch, nur meine Wirtsfrau tat ihr Bestes, soviel sie vermochte. (...)

Ich begann wieder zu essen und kräftiger zu werden. Meine Wirtsfrau badete und laugte mir das Haupt mit Hilfe und Rat einer andern Frau; sie schnitten mir das Haar mit der Schere ab, schmierten Salbe darauf und kämmten mir die Placken und den Schorf ab, so daß mir das Haupt wie rohes Fleisch ward, und vertrieben mir die Läus und heilten mir allgemach mit Waschen und Salben das Haupt, so daß es wieder heil ward. (...)

Anno 1567, den 21. August, war unsere Magd Merg bei Doctor Cronenberg medico mit meiner Hausfrauen Wasser gewesen, der hat gesagt, sie habe die zehrende Kränke, phthysim genannt, es wäre noch gut, aber gegen den Winter werde sie sterben. Dies ward sie etlichermaßen gewahr und trieb wunders Kleinmütigkeit an, war gar ungeduldig. Aber ich sorge, den Doctor verdroß es, daß man ihm kein Geld zu verdienen gab wie im Anfang, deshalb verursachte er solchen Schwermut um seines Nutzens willen, hoffte dann Geld zu bekommen. Aber diesmal half die Gräfin von Wied und Blankenheim, im Hause zum Scherfgin auf der Brüderstraße wohnhaftig, eine sehr erfahrene Frau in der Medizin, die vielen Leuten umsonst half; deren Rat gebrauchte auch meine Hausfrau und schenkte ihr gelegentlich Ratszeichen oder andere kleine Verehrungen, und zuletzt war es wieder gut mir ihr. (...)

Anno 1572, den 16. August, ist meine Hausfrau Drutgin Barß krank geworden. Ist ihr mit Frieren und Hitze angegangen, als wäre es ein Fieber gewesen. Sie beklagte sich, als man das Haus gescheuert habe, so hätte sie etwas gelüftet und bei sehr hitziger Zeit sei sie mit den bloßen Armen in das kalte Wasser gefahren, daher sei ihr das Ungemach zugestoßen, wie sie sich bedünken ließ. Sie gebrauchte viel Rats aus der Apotheke, aber es half alles vorerst nichts, also daß sie sich hinlegen mußte. Sie hustete nicht mehr als sonst, warf auch nicht so aus der Brust aus und war über den ganzen Leib so rot wie ein Krebs, daß wir um ihr Leben große Sorge trugen. Begine, Barbier, Apotheker, Freunde und Kinder gaben sie alle verloren. Doktor Acht und ich hatten noch guten Mut. Darnach, als ihr die Röte verging, fing sie wieder an zu husten und auszuwerfen, und das oberste zarte Häutchen über ihrem ganzen Leib schälte sich ab. Sie fing wieder an zu Verstand zu kommen und zu essen, daß es einen guten Umschlag gewann. Darüber bekam sie ein Gebrechen am Stuhlgang, daß sie wund ward und eine Bartschererin eine Weile sie behandeln mußte, doch genas sie dessen auch und ward also besser, nicht ohne Gefahr und Schaden.»

Ich verband ihn, und Gott heilte ihn

(Erfahrungen eines alten Kriegschirurgen)

«Im Jahre 1536 schickte der großmächtige König Franz eine große Armee nach Turin ... und ich war sein Chirurg ... Dabei gab es natürlich mehrere Tote und Verwundete auf beiden Seiten. Aber der Feind wurde gezwungen, sich zurückzuziehen in das Schloß, welches teilweise von dem Hauptmann Le Rat genommen wurde. Er kletterte mit mehreren Soldaten seiner Kompanie auf einen kleinen Hügel, und sie schossen von dort mit Blei auf die Feinde. Dabei erhielt er einen Büchsenschuß in den rechten Knöchel, fiel plötzlich zu Boden und sagte: ‹Jetzt hat's die Ratte gepackt.› Ich aber verband ihn, und Gott heilte ihn.

In Massen strömten wir dann in die Stadt und stiegen über die Toten, und einige, die es noch nicht waren, hörten wir unter den Füßen unserer Pferde schreien, was mein Herz mit großem Mitleid erfüllte, und es tat mir sehr leid, aus Paris fortgegangen zu sein, um ein so elendes Schauspiel zu sehen.

Als wir in der Stadt drin waren, trat ich in eine Scheuer, um mein Pferd und das meines Dieners unterzubringen. Dabei stieß ich auf vier tote Soldaten und drei, die an die Mauer gelehnt waren, weil ihr Gesicht vollständig zerstört war. Sie sahen nichts mehr, sie hörten nichts mehr, sie sprachen nicht mehr, und ihre Kleider flammten noch von dem Kanonenpulver, das sie verbrannt hatte. Als ich sie noch voll Mitleid betrachtete, kam ein alter Soldat herein, der mich fragte, ob es noch eine Möglichkeit gäbe, sie zu heilen. Ich sagte: keine. Da näherte er sich ihnen schnell und schnitt ihnen die Gurgel sanft und ohne Zorn durch. Als ich diese große Grausamkeit sah, sagte ich ihm, daß er ein schlechter Kerl sei. Er antwortete mir, daß er Gott bäte, daß, wenn er einmal auf solche Art verstümmelt sei, sich dann auch einer fände, der ihm dasselbe täte, so daß er nicht elend dahinsiechen müßte.»

Die Sonne schien Mitleid zu haben
(Am Krankenlager von Heinrich Heine)

Heinrich Rohlfs, preußischer Militärarzt, später Medizinhistoriker, besuchte Heinrich Heine 1851 in Paris:

«Das Jahr 1848 brachte Heine die Leiden hoffnungslosen Siechtums, das ihn seitdem beständig ans Krankenzimmer fesselte. Sein Übel bestand in einer Erweichung des Rückenmarks. Die untere Körperhälfte war bei ihm vollkommen gelähmt, ebenso die Augenlider. Nur die oberen Extremitäten konnte er noch frei bewegen. Die Krämpfe beschränkten sich jedoch nicht bloß auf die gelähmten Teile, sondern befielen auch die Atmungs- und Schlingorgane. Manchmal hatten sie solche Stärke, daß der ganze Körper wie eine Spirale sich krümmte. Die einzige Linderung verschafften dem Dichter große Gaben Opiums; doch scheiterte auch dessen Wirkung häufig an der Intensität der Anfälle...

Heine gehörte nicht zu den großen Männern, welche, wenn man ihre persönliche Bekanntschaft macht, nachher in uns den Wunsch erregen, dieselbe lieber nicht gemacht zu haben. Heine zählte zu den Ausnahmen. Er machte auch in seinen Unterhaltungen den Eindruck eines genialen Mannes. Nur insofern fand ich mich im Irrtum, als ich ihn mir als einen solchen gedacht hatte, der nicht drei Worte sprechen könne, ohne beim vierten satirisch zu werden. Die mephistophelische und dämonische Seite seines Geistes, die in seinen Gedichten und prosaischen Schriften gleich Wetterleuchten überall hervorblitzt, vermißte man in seinem Gespräche beinahe gänzlich. Nur zuweilen warf er als Würze einen sarkastischen Witz ein. Sonst war er in seiner mündlichen Unterhaltung ebenso einfach wie in seinen schönen lyrischen Gedichten. Aber eben diese ungekünstelte Einfachheit übte einen ungemeinen Zauber aus. Die Worte flossen ihm harmonisch vom Munde, und er sprach über die verschiedenartigsten Gegenstände mit einer Gewandtheit und Leichtigkeit, daß es in der Tat Bewunderung erregte, wenn man bedachte, wie sehr er fortwährend leiden mußte. Weder sein Gedächtnis noch die Schärfe seines Verstandes hatte bis dahin im geringsten infolge seiner schrecklichen Krankheit gelitten. Und niemals hörte ich ihn über seinen traurigen Zustand in solchen Klagen sich ergehen, wie sie bei Menschen gewöhnlichen Schlages üblich sind. Nur einmal, als wir gerade über die Zustände Deutschlands sprachen, hörte ich ihn ausrufen: ‹Oh, könnte ich doch noch einmal mein Vaterland wiedersehen, wäre es mir doch vergönnt, in Deutschland zu sterben!›

Stets wird mir der Tag in Erinnerung bleiben, an welchem ich Abschied von Heine nahm. Jedesmal, wenn ich ihn bisher besuchte, hatte ich ihn im Bette getroffen, entweder in

Gesellschaft seiner Frau oder seines Vorlesers. Diesesmal traf ich ihn allein, mit einem langen, schwarzen Talar angetan, in einem Fauteuil am Fenster sitzend. Die Krämpfe hatten sich mit solcher Heftigkeit eingestellt, daß er es im Bette nicht mehr hatte aushalten können. Die Gardinen waren von den Fenstern weggezogen, und die herbstliche Sonne umstrahlte das Haupt des Dichters und vergoldete die Silberlocken seines Haares. Als ich eintrat, zog er mit matter Hand seine Augenlider empor. Er konnte kaum sprechen. Der Anblick war für mich höchst erschütternd. Ich habe manchen Kranken mit dem Tode ringen, auf Schlachtfeldern die Opfer der Kriegsfurie das Schrecklichste erleiden sehen – mein Herz wurde tief ergriffen –, niemals aber hatte ich eine Empfindung wie die, als ich den Dichter in diesem Zustande sah. Er erinnerte mich an den sterbenden König von Thule. Die Sonne selbst schien Mitleid mit dem Kranken zu haben; sie lächelte so mild und verklärte das gramgefurchte Gesicht des Dichters wie mit einem Heiligenschein. Als er mir die Hand zum Abschied reichte, die durch das lange Krankenlager sich so weich wie Sammet anfühlte, rief er aus: ‹Grüßen Sie meine Freunde in Deutschland von mir!›

Vier lange Jahre mußte Heine noch diese entsetzlichen Leiden ertragen, bis der Tod ihm die Ruhe brachte, die er im Leben vergeblich gesucht hatte.»

Alles grau in grau
(Ärzte kommentieren ihr Kranksein)

Im Jahre 1905 – wenige Stunden vor seinem Tode – beschreibt der Straßburger Kliniker Nothnagel einen Herzanfall wie folgt: «Stenokardische Anfälle mit äußerst heftigen Schmerzen, Puls im Anfall ganz verschieden, einmal langsam, etwa 50 bis 60, ganz regelmäßig, stark gespannt, dann wieder beschleunigt, 80 bis 90, ziemlich gleich- und regelmäßig, endlich vollständig arrhythmisch, ganz inäqual... Geschrieben am 6. Juli 1905, abends spät, nachdem ich soeben drei heftige Anfälle erlebt habe.»

Soweit wörtlich die Notiz Nothnagels; Stunden später war er tot.

Sein Zeit- und Altersgenosse Bernhard Naunyn schildert demgegenüber die Folgen einer ganz banalen Erkältung wie folgt: «Im Winter 1889 auf 90 kam auch nach langer Zeit die greuliche Influenza wieder einmal über Europa. Ich war vielleicht der erste Fall, der in Straßburg daran erkrankte, und sie ließ mich nicht los.» Und dann folgt das Zustandsbild einer schweren reaktiven Depression: «Ich verlor mein Selbstvertrauen und den Lebensmut. Meine Empfindlichkeit den leichtesten Schwierigkeiten gegenüber wurde unerträglich, zur Qual für mich und meine gute Frau...» Und weiter: Anfälle von Weinen und Halluzinationen – «alles grau in grau» usf., wegen nichts und wieder nichts!

Naunyn überlebte – gesund, aber leidend – diesen kritischen Zustand um 36 Jahre!

Alle Organe sind im Aufruhr
(Eine Patientin weiß zu berichten)

«Daß Kreislauf und Stoffwechsel seit der Kropfoperation immer schlechter reagierten, und das nun schon seit über 30 Jahren, das wußte ich, und daß alle anderen Übel nur Folgeerscheinungen sind, auch das war mir längst klar. Aber daß erst nach 15 Jahren ein Arzt darauf kam, mir ein Schilddrüsenpräparat gegen die Unterfunktion zu verschreiben, ist mir weniger klar. Nur habe ich dann leider durch ein Mißverständnis zuviel eingenommen, was wiederum das Herz angriff. Mit der Zeit nun mußte ich für die sich häufenden Übel die verschiedensten Medikamente einnehmen, was wiederum der schlecht funktionierende Stoffwechsel nicht verkraften konnte. Es blieben also immer mehr Giftstoffe liegen in Geweben und Gelenken.

Dies ist meine persönliche Diagnose. Die Ärzte haben meine verschiedensten Krankheiten leider nie in einem Zusammenhang gesehen, darum auch die vielen Medikamente. Einzig der homöopathische Arzt hat die Notwendigkeit einer völligen Entgiftung gesehen, also – alle Medikamente weg und zusätzlich Diät! Leider ist aber der schlechte Gesamtzustand schon zu weit fortgeschritten, als daß meine strikte Einhaltung in diesen eineinhalb Jahren viel ergeben hätte. Sicher – es ist manches besser geworden, aber es ist kein stabiler Aufbau, das heißt: die Spannungen sind zu groß.

Alle Organe sind im Aufruhr. Das ist vielleicht der beste Ausdruck; denn nicht alles reagiert mit Schmerz, aber es reagiert jedes auf seine besondere Weise und alles zur gleichen Zeit. Der Körper ist dann wie ein Orchester, das beim Stimmen der einzelnen Instrumente ist, zum Hören also ein heilloses Durcheinander. Nach ein paar Tagen ebbt das Durcheinander etwas ab, und dann folgt eine große Erschöpfung. So geht es von Woche zu Woche, und so bin ich momentan nur noch ein halber Mensch, trotzdem froh, im Gefühl, das Richtige zu tun, und obwohl die Behandlung selbst ein Martyrium ist. Man hat mir zwar versichert, daß die Schmerzen von Mal zu Mal weniger würden, aber bis jetzt habe ich davon noch nichts gemerkt – Kunststück nach 30 Jahren Schlamperei!

Bis der Mensch durch die Erfahrung endlich so gescheit geworden ist, die Zusammenhänge zu sehen, um dann wirksam zu helfen, hat der Fortgang der Krankheit bereits einen Grad erreicht, daß eben auch Hilfe von außen nötig ist. Wäre aber die Krankheit von Anfang an gleich richtig behandelt worden, vom Arzt wie vom Patienten, dann müßte es keine Krankenhäuser im heutigen Sinne geben, weil jede Krankheit nur von kurzer Dauer wäre. Die richtige Behandlung, das wäre eben ein dreifacher Weg: über den Geist, über die Seele und über den Körper. Der heutige intelligente Mensch müßte einfach in den Grundlagen einer Gesundheitsbildung geschult werden, und zwar ganz allgemein, und nicht nur der Arzt. Nur so kommt man zu einer Übersicht der Krankheit. Das ist etwas vom Allerwichtigsten.

Was nützt es dem Arzt, wenn er alle Bestandteile des menschlichen Körpers, wenn möglich mit lateinischen Namen, kennt, aber dem Patienten nicht raten kann, wie er mit seiner Krankheit vorzugehen hat, um einerseits auf die Grundursache zu stoßen und andererseits gemeinsam die rechten Hilfen gezielt einzusetzen. Heute weiß ich, daß es diese Möglichkeit gibt, denn ich habe im Alleingang durch bittere Erfahrungen herausgefunden, daß Krankheit dazu da ist, die gemachten Fehler zu korrigieren, um daraus hervorzugehen als ein gereifter Mensch.

Darum sollte der Mensch Diätetik lernen als Harmonisierung von Geist und Seele. Dazu kann ihm der Priester, der Philosoph, der Psychologe den Weg weisen. Gehen aber muß jeder den Weg allein. Das Wissen um diese Lebenskraft sollte das erste Lehrfach sein; denn ohne dieses Wissen kommt der Mensch nie zu einer Ganzheit und damit auch nicht zu einer bleibenden Gesundheit.»

Umgang von Arzt und Patient

Die Erwartungen des Kranken an seinen Arzt sind uralt; sie beruhen auf einem geradezu archaischen Habitus, so sehr sie auch im soziokulturellen Kontext der verschiedenen Epochen ihr Gesicht wechseln. Der Mensch in Not braucht einfach Hilfe, zeigt ein je spezifisches Hilfesuchverhalten, und er findet in der Regel seinen Helfer im fachkundigen und hilfsbereiten Arzt.

Mit der Erwartung des Kranken ist daher immer ein ganz besonderer Anspruch, ja ein ganzes Anspruchsspektrum, verbunden, das von idealen Einstellungen geprägt ist. Angesprochen in diesem Spannungsfeld ist nicht nur der Experte in Diagnostik wie Therapie, sondern auch der Begleiter und Helfer in persönlichen Notlagen wie in öffentlichen Gesundheitsdiensten. Angesprochen ist der Arzt als Wender der Not.

Das Verhältnis des Kranken zum Arzt war zu allen Zeiten von elementaren Erwartungen geprägt, von der nahezu selbstverständlichen Ansicht zunächst, daß ein Arzt bereit und fähig sei, zu helfen, die Not zu wenden, das Leiden zu lindern. Hinzu treten freilich auch Erwartungen wesentlich differenzierterer Natur, die in neuester Zeit eher den objektiven Aspekten gelten. Dazu gehören neben den Erwartungen an die Person des Arztes auch Forderungen an das «System Medizin».

Ein ganzes Spannungsfeld von Erwartungen tut sich damit auf, dem wir unter den verschiedensten Aspekten – vom mündigen Patienten bei Platon angefangen über die «Lammärzte» und «Wolfsärzte» bei Paracelsus bis zur Personalen Medizin der «Heidelberger Medizin in Bewegung» – einmal gesondert nachgehen sollten!

Der Arzt teilt seine Eindrücke dem Kranken mit
(Zum «mündigen Patienten» bei Platon)

«Der ‹freie Arzt› versteht sich auf die Natur (physis) der Krankheiten; er kennt ihre Ursachen wie auch die Maßnahmen der Heilung. Ein solcher Arzt teilt seine Eindrücke dem Kranken und dessen Freunden mit, und während er sich über den Kranken informiert, belehrt er ihn gleichzeitig, soweit dies möglich ist. Er verschreibt ihm nichts, ohne ihn davon überzeugt zu haben. Und so, mit Hilfe der Unterredung und der Überredung, beruhigt der Arzt seinen Patienten und bringt ihn dadurch erst in einen Zustand, der es ermöglicht, ihn nach und nach der Gesundheit zuzuführen und die Sache zu einem guten Ende zu bringen.»

«Ganz anders der ‹Sklavenarzt›! Er behandelt seine Patienten in aller Eile, befragt sie auch nicht, sondern tut so, als wisse er schon alles. Ein solcher Arzt verordnet nur die Mittel, die er selber für probat hält, als wüßte er es ganz genau. Dann rennt er, wie ein hoher Potentat, mit eitlem Selbstgefühl wieder zu einem anderen Patienten.»

In seinen «Gesetzen» gibt Platon aber auch folgendes zu bedenken:

«Wenn einmal ein solcher praktischer Arzt, der nur durch Probieren ohne Wissenschaft die Medizin rein praktisch betreibt, einen nur theoretisch gebildeten Arzt erwischt, der sich mit einem Patienten sehr gebildet unterhält, dabei aber in seinen Reden geradezu philosophiert, indem er die Erkrankung in ihrem ersten Grunde anfaßt, dann hinaufsteigt zu einer Belehrung über die Natur der körperlichen Symptome und dergleichen, dann würde der erstere bald in ein lautes Lachen ausbrechen und sagen: ‹Du naiver Mensch›, würde er sagen, ‹das heißt ja nicht den Kranken kurieren, sondern ihm Lektionen erteilen! Als ob er, der Kranke, ein Doktor werden sollte und nicht vielmehr ein gesunder Mensch!›»

Allah machte ihn heil

(Medizinisches aus «Tausendundeine Nacht»)

«Der Kalif Al-Mutawakkil mußte einst Arznei nehmen; und da sandten ihm die Leute allerlei seltene Kostbarkeiten und mancherlei Geschenke. Unter anderem sandte ihm al-Fath ibn Chakān eine jungfräuliche Sklavin mit schwellendem Busen, die zu einem der schönsten Mädchen ihrer Zeit gehörte, dazu ein Kristallgefäß mit rotem Weine und einen Becher von rotem Golde, auf dem in schwarzen Lettern die Verse standen:

> Wenn der Imam der Krankheit nun entrann
> Und Heilung und Gesundheit sich gewann,
> So kann für ihn kein bessrer Heiltrank sein
> Als hier in diesem Becher dieser Wein.
> Wenn er das Siegel löst von meiner Gabe,
> So ist das nach der Krankheit schönste Labe!

Wie nun die Sklavin mit dem, was sie trug, zum Kalifen eintrat, war gerade der Arzt Yuhānnā dort. Als er die Verse las, lächelte er und sprach: ‹Bei Gott, o Beherrscher der Gläubigen, al-Fath versteht sich auf die Heilkunst besser als ich; also möge der Beherrscher der Gläubigen dem, was jener verordnet hat, nicht zuwiderhandeln!›

Der Kalif nahm den Rat des Arztes an und gebrauchte jene Arznei, ganz wie sie ihm in den Versen vorgeschrieben war. Allah machte ihn gesund und heil, und die Erfüllung seiner Wünsche ward ihm zuteil.»

Satire auf gewisse Heil-Mittel

«Leih mir dein Ohr, auf daß ich dir dieses Heilmittel beschreibe, das ich keinem anderen als dir verraten würde:

Nimm drei Unzen Windhauch, drei Unzen Sonnenstrahlen, drei Unzen Mondschein und drei Unzen Lampenlicht; mische das alles und leg es drei Monate lang in den Wind. Dann tu es in einen Mörser ohne Boden und zerstoße es drei Monate lang. Wenn du es zu feinem Pulver zerstoßen hast, so tu es in eine zerbrochene Schüssel. Stelle die Schüssel wiederum drei Monate in den Wind. Darauf nimm von diesem Heilmittel dreimal am Tage im Schlafe drei Quentchen. Wenn du das drei Monate lang getan hast, wirst du wieder gesund werden, so Gott der Erhabene will!

Da lachte Harūn-ar-Raschīd, bis er auf den Rücken fiel, und befahl, jenem Manne dreitausend Dirhems zu geben.»

Rezepte zu langem Leben

«Wer also lange leben möchte, der nehme sein Frühmahl frühe und sein Nachtmahl nicht spät. Er sei sparsam im Verkehr mit Frauen und gebrauche wenig, was schädlich wirken kann. Er lasse sich nicht zu oft Blut abzapfen oder schröpfen. Ferner teile er seinen Bauch in drei Teile: ein Drittel für die Speise, ein Drittel für Wasser und ein Drittel für die Luft; denn die Därme der Menschenkinder messen achtzehn Spannen, und es geziemt sich, daß der Mensch ihrer sechs für das Essen, sechs für das Trinken und sechs für das Atmen bestimme. Wenn er geht, so schreite er gemessen; das ist besser für ihn und zuträglicher für seinen Leib und mehr im Einklange mit dem Worte des Erhabenen: Schreite nicht stolz einher auf Erden!»

Loblied auf den Wein

«Seine nützlichen Eigenschaften sind diese: Er zerbröckelt die Nierensteine, stärkt die Eingeweide, verscheucht die Sorgen und treibt an zur Großmut. Er bewahrt die Gesundheit und fördert die Verdauung, er hält den Leib gesund, vertreibt die Krankheiten aus den Gelenken, reinigt den Körper von schlechten Säften und erzeugt Heiterkeit und Freude. Er stärkt die Natur, zieht die Blase zusammen, kräftigt die Leber, öffnet die Verstopfung, rötet die Wangen, säubert den Kopf und das Hirn von Grillen und verzögert das Ergrauen der Haare.

Und hätte Allah, der Allgewaltige und Glorreiche, ihn nicht verboten, so gäbe es auf dem Angesichte der Erde nichts, was ihm gliche!»

Im Herzen wächst der Arzt

(Prinzipien ärztlicher Ethik bei Paracelsus)

Gehen wir dem Arzt-Patienten-Verhältnis bei Paracelsus etwas konkreter nach! Theophrastus von Hohenheim, der sich später nach der Manier der Humanisten Paracelsus nannte, hat die anthropologischen Grundlagen dieses Verhältnisses besonders schön herausgearbeitet. Da ist der Mensch als solcher zunächst einmal ein Mangel-Wesen, «zum Umfallen geboren», hilfsbedürftig und hilfesuchend. Der Mensch kann nun einmal nicht «sein eigener Hirt» sein; er bedarf eines Helfers, ist angewiesen auf einen anderen. Der Kranke braucht daher in seiner elementaren Not fundamentale Hilfe; diese leistet ihm mit seinem helfenden Eingriff eben der Arzt.

Nun hat es aber – meint Paracelsus – zu allen Zeiten schon zweierlei Sorten von Ärzten gegeben, «solche, die aus Liebe handeln, und solche, die ihren Eigennutz betreiben». Die ersteren nennt Paracelsus «Lammärzte», und dies im Hinblick auf Johannes den Täufer, der wiederum auf Christus hinwies, das «wahre Lamm», den «Christus Medicus». «Denn wie ein Lamm und Schaf soll der Arzt sein, der da von Gott ist: Wie ein Wolf aber ist der, der wider Gott seine Heilkunst gebraucht.» Das sind jene «Wolfsärzte», die sich verhalten wie reißende Wölfe: «Sie schneiden aus Lust, rein zur Vermehrung ihres eigenen Nutzens, und verachten das Liebesgebot.» Sie arzneien, obwohl sie genau wissen, daß sie nichts können. «Und wie ein Schaf in des Wolfs Rachen, also sind diese Kranken in des Arztes Hand.»

Was aber wären die Kennzeichen eines echten, des vertrauenswürdigen Arztes? Auch hier sollte Paracelsus selbst in seinem lapidaren Deutsch zur Sprache kommen: «So wisset hierauf, daß ein Kranker Tag und Nacht seinem Arzte soll eingebildet sein und ihn täglich vor Augen tragen, und all sein Sinnen und seine Gedanken soll er in des Kranken Gesundheit stellen mit wohlbedachter Haltung.» Paracelsus geht so weit, daß er fordert: Ein Arzt soll seinem Patienten nachbarlich zugetan sein, ja ehelich verbunden sein. Er soll den Kranken Tag und Nacht vor Augen haben; er soll von ihm träumen; er soll bedenken, daß er berufen ist, die Not zu wenden.

Wo auch gäbe es – schließt Paracelsus – noch etwas Wichtigeres auf Erden, als daß man seinem Nächsten Liebe erweist, indem man seine Schmerzen und sein Leiden lindert durch die «Kraft der Arznei»? Und weiter: «Das größte Perllein und der edelste Schatz ist die Heilung, so in der ganzen Heilkunst vermittelt wird, und es ist nichts auf Erden, das größer sei, als Kranke zu heilen.» Und noch ein letztes Mal: «Bist du wirklich ein Arzt, so ist dein Perllein der Kranke. Und er ist der Acker, in dem der Schatz liegt.» Daraus ist zu folgern, daß ein Arzt verkaufen soll, was er hat, um den Kranken gesund zu machen. «Also handelt die Lieb' gegen den Nächsten.» Für den Kranken notwendig – weil seine Not wendend – ist daher allein: «zu traktieren die Barmherzigkeit; denn sie ist das Werk der Liebe, aus welcher erlangt wird die Kunst».

Barmherzigkeit ist ein «Herzwerk», das vielen Ärzten leider zum «Handwerk» wird. Manche haben auch ein «Maulwerk» daraus gemacht oder ein bloßes «Fußwerk». All dieses Wallfahren aber und zu den Heiligen laufen, das ist ein rein äußerliches Werk. Was in der Not nottut, was allein notwendig ist, das ist: zum Nächsten laufen, um ihm zu helfen und Barmherzigkeit zu erweisen.

Und noch einmal von dieses Herzens Amt: «Schwätzen, süß reden, blandieren – das ist des Maules Amt; helfen aber, nütze sein, ersprießlich – das ist des Herzens Amt.»

Daraus der Schluß: «Im Herzen wächst der Arzt, aus Gott geht er, des natürlichen Lichts ist er, der Erfahrenheit!»

Glücklich kurierte, glückselige Schatten

(Franz Anton Mai an seine Patienten)

«Ich war lange Zeit unentschlossen, ob ich einem Leibarzt mit einer zierlich gepuderten Perücke, einem feisten Apotheker oder arbeitsamen Totengräber mit untertäniger Ergebenheit diese gelehrte Geburt zueignen sollte. Der erste Mäzenat würde vielleicht einige Blätter nachlässig gelesen und mich dann in das entlegenste Fach seiner bestäubten Bibliothek verwiesen, jedoch bei Hofe gelobt haben; der andere, durch diese Ehrenbezeugung aufgeblähet, hätte das Neujahrsgeschenk um einen Zuckerhut und einige Stangen Storax vermehrt; und der dritte würde etwa aus Dankbarkeit mich nach meinem Tode um die Hälfte der Gebühr begraben, weil doch natürlicherweise eine Ehre der andern wert ist. Allein da meine Absichten ohne Eigennutz nur das Wohl angehender Ärzte und jener, die unter ihre Hand zu fallen das Glück oder Unglück haben, sich zum Gegenstand gesetzet, so sei Euch, liebe glücklich Kurierte, dieses Werkchen als ein Merkmal meiner aufrichtigen Dankbarkeit gewidmet. Ihr waret im Leben so gütig, mir euren Körper und Gesundheit anzuvertrauen; die böse Welt sagte bei eurem Absterben, ich hätte euch durch meine Kunst vom Leben zum Tode geholfen. Ich laß' Euch selbst untersuchen, ob man mir eine solche unmenschliche Tat mit Wahrheit aufbürden könne. Dessen ohngeachtet ist keiner von euch zurückgekommen, der die Verleumdungen böser Zungen durch seinen Beifall zu meinem Nachteil unterstützt hätte. So sehr auch die medizinischen Frau Basen über meine Heilart geschrien, so verschwiegen laget ihr auf dem knarrenden Strohsack, und euer Stillschweigen beschämte die Lästerzungen dieser medizinischen Heldinnen und hochansehnlichen Salbenkrämerinnen. Euch sei daher vorzüglich dieses Werkchen gewidmet, glückselige Schatten! Genießet mit entzückender Wollust, die von körperlichen Gebrechen ungestörte Ruhe, und bleibet verschwiegene gute Freunde

Eures von den Erben sparsam belohnten, jedoch dankbaren, ehemals gewesenen Arztes.»

«Niemalen muß die Beratschlagung eines jungen Arztes mit einem älteren erbaulicher gewesen sein, als jene, welche mir in meinen ersten Jahren begegnete. Ich will Ihnen, mein Freund, die ganze Geschichte, weil ich die Hoffnung habe, daß sie Ihnen nützlich sein könne, erzählen. Eine vierzigjährige Frau, eine Mutter von zahlreichen Kindern, welche jederzeit außer ihren Schwangerschaften die monatliche Reinigung häufig gehabt, und übrigens unter jene Gattung Temperamenten zu zählen war, bei welchen nebst besonderer Empfindlichkeit der Nerven eine außerordentliche Schlaffheit in der Gebärmutter und übrigen Teilen des Unterleibs als die Grundursache über Zufälle herrschte, nahete sich dem Zeitpunkte, wo die Natur die Unterdrückung der gewohnten Reinigung vorbereitet; bald kam ein heftiger Blutfluß, bald versteckte sich diese Ausleerung, und die schmerzhaften Hämorrhoiden schwollen entsetzlich auf. Anhaltende Rücken- und spannende Kopfschmerzen, Herzklopfen und Bangigkeit waren die unmenschlichen Plaggeister dieser seufzenden Kranken. Der Hausarzt wird berufen, er überlegt den Umstand, und gibt den meisterlichen Ausspruch: Es sind Mutterkrämpfe und Blähungen; es ist eine Versammlung des Geblüts in der Mutter. Nun wurde ein ganzes Magazin vergoldeter balsamischer Kugeln angeleget, um die Empörungen der rebellischen Mutter zu bombardieren; der Liquor anodinus und die Bibergeil-Essenz waren die flüchtigen Truppen und Vorposten, die den ausgelassenen Krämpfen den Hals brechen sollten. Das Treffen fing an, und es entstund ein heftiges, sechs Wochen lang dauerndes Blutbad; die wohlweise Krankenwärterin brachte Succurs von guten Hühnerbrühen und Geleen, aber auch diese Hilfstruppen wurden durch anhaltendes Bombardement balsamischer Pillen aus der Verschanzung des Unterleibs getrieben. Nun lag die arme Tröpfin entkräftet und ausgeblutet auf dem Kampfplatz, ein kleiner Puls, öfters wiederholte Ohnmachten, Verblassung der lebhaften Farbe und eine allgemeine Zerrüttung der Gesundheit waren die prächtigen Siegeszeichen der balsamischen Pillen. Die über die gute Wirkung der verordneten Mittel bestürzten Freunde ließen sich einfallen, an der Einsicht ihres medizinischen Feldzeugmeisters zu zweifeln.

Ich wurde gebeten, einer Beratschlagung beizuwohnen; die Konsultation fing an, und denken Sie, lieber Freund! ich hatte die größte Mühe, durch eine lange Kette verbundener Vernunftschlüsse den Friedenstraktat zu bewirken und den Herrn Kollega zu überzeugen, daß kein stockendes, kein geronnenes, aber auch sehr wenig flüssiges Geblüte in den Gefäßen der rebellischen Gebärmutter sei; denn wirklich strömte kein Geblüt mehr, aber häufiges Blutwasser durch die Laufgräben der mörderisch belagerten Festung. Jetzt ließ er sich endlich besänftigen; wir fingen an mit Emulsionen, welche mit weißem Magsamen und Piniolen und dem krampfstillenden Sirup des Sydenham bewaffnet waren, die noch frischen Wunden zu beruhigen und die Überbleibsel der harzigen Pillen einzuwickeln und zu entkräften, äußerliche Umschläge von kaltem Klapperrosenessig auf den Unterleib zu legen, leichte Kalbfleischbrühen mit Haberwurzeln gesotten, als die Nahrung zu reichen; die folgende Nacht war viel ruhiger und versprach die heilsame Wirkung der verordneten sehr einfachen Heilmittel. Bei der zweiten Konsultation war der Herr Kollega viel sanftmütiger und fiel der gegründeten Meinung bei, daß man gegenwärtig durch gelinde Nahrung und leicht stärkende Mittel den Blutverlust zu ersetzen sich befleißen müsse; nun ging alles gut, die Kranke hatte ein folgsames Temperament, sie gebrauchte ein ganzes Jahr mit ununterbrochener Standhaftigkeit die Heilmittel, und wurde gesund.

Lieber Freund! Ich habe Sie vielleicht mit einer anhaltenden hinkenden Allegorie gähnen machen; ich habe nichts desto weniger gesucht, Ihnen den Zufall lebhaft vorzustellen; folgen Sie noch einem guten Rat Ihres von ganzem Herzen aufrichtigen Freundes, welcher in der Erfahrung wohlgegründet, und von dem besten Erfolge ist. Es gibt Ärzte bei Konsultationen, welche eigensinnig, stolz und mit einem verächtlichen Achselzucken der Meinung junger Ärzte spotten. Folgen Sie in diesem Falle dem Beispiele des äsopischen Fuchses, welcher durch schmeichelnde Lobsprüche dem Raben den Käse ablockte. – Verachten Sie niemals ihre unternommene Heilart; seien Sie bescheiden und suchen nichts, als das Wohl des notleidenden Kranken; sprechen Sie immerhin lateinisch, um ihren Gegner nicht zu entehren; sollte aber sein eigensinniges Betragen dem Kranken nachteilig werden, so sagen Sie auf gut Deutsch, jedoch ohne die Anständigkeit zu beleidigen, ohne gelehrte Zänkereien ihre Meinung, damit wenigstens die Umstehenden bei nicht erfolgender Einstimmung fernere Mittel für das Wohl ihres Kranken wählen und ergreifen können; seien Sie hingegen auch bereit, ihren Ehrgeiz für das Beste der Kranken gänzlich aufzuopfern. Dieses erfordert die Menschenliebe, die wir Ärzte unseren notleidenden Mitbürgern schuldig sind.»

Der Arzt ist Zeuge der Szenen des Lebens
(Vom Amt des Arztes bei Friedrich Nasse)

Christian Friedrich Nasse wurde 1778 als Sohn eines Kreisphysikus in Bielefeld geboren, erhielt 1815 einen Ruf nach Halle und 1819 nach Bonn, wo er als Professor der Inneren Medizin bis zu seinem Tod im Jahre 1858 gewirkt hat. Im Jahre 1823 brachte Nasse in seiner «Zeitschrift für die Anthropologie», die er Goethe gewidmet hatte, einen grundsätzlichen Aufsatz über die Aufgaben der Anthropologie.

«Das Leben der Anthropologie ist erwacht»

Die naturwissenschaftliche Forschung sieht Nasse zu seiner Zeit in einer «unvergänglichen Lebensfrische» blühen. Wer die jetzige Physik, Chemie oder Zoologie vergleicht mit den Wissenschaften vor hundert Jahren, der könne meinen, «es nahe mit raschen Schritten das Ziel naturwissenschaftlicher Erkenntnis, wo der Mensch die Einsicht in den Zusammenhang der Dinge zu seiner Befriedigung erlangt haben wird».

Während aber die Erforschung der Natur gewaltige Fortschritte gemacht habe, schreite die Erforschung unserer geistigen Natur nur sehr langsam fort. Und während dem Menschen die Erforschung seines eigenen Wesens der erste und oberste Gegenstand sein sollte, findet das genaue Gegenteil statt: «Gerade an einer so reich ausgestatteten Natur wie der des Menschen mußte am meisten zu teilen sein, und so zerfiel sie denn an Psychologen, Zoologen, Physiologen und Anatomen; ein jeglicher nahm seinen Teil. Es wäre aber ein Wunder gewesen, wenn eine solche Betrachtungsweise den Menschen in seiner lebendigen Gestalt und Tätigkeit hätte ansichtig werden können.»

Warum aber – fragt Nasse weiter – muß gerade der, «welcher über sich selbst Belehrung sucht, jedesmal bei verschiedenen Fakultäten anfragen»? Warum hört man denn nirgendwo ganz «die Lehre von dem ganzen Sein und Leben des Menschen»? Wo aber in aller Welt sollte man auch «die ganze Menschennatur wissenschaftlich erkennen», wenn nicht in der Medizin!

An diesem entscheidenden Punkt scheint die Medizin nun endlich angekommen! «Das Leben der Anthropologie ist erwacht, aber es hat sich noch keinen Organismus gebildet.» Gegenstand einer solchen Medizinischen Anthropologie wäre der Mensch «in jeder Gestalt seines Daseins», das Kind wie der Greis, Mann und Frau, der Kranke wie der Gesunde, jedes Alter, jede Rasse und jedes Temperament, des Menschen Gestus und Habitus, seine Mimik und seine Sprache, sein Leben und Sterben – kurzum: jene «Bestellung des Lebenszustandes» insgesamt, welche den Arzt zu allen Zeiten zum Zeugen der großen Szenen des Lebens gemacht hat.

Leib und Seele stehen dabei in einem Nicht-Ohne-Verhältnis und verhalten sich wie gleichberechtigte Partner. Es gibt hier kein Hintereinander oder Ineinander, sondern nur das Miteinander der Seele «mit ihrem irdischen Gefährten». Wir finden daher auch weder reine Geistesstörungen noch pure Körperkrankheiten: Jedes Organ spricht vielmehr leibhaftig und je spezifisch den Dialekt seiner seelischen Affektion und liefert so die Grundlagen für eine allgemein verbindliche Menschenkunde.

«Die Lehre von dem ganzen Sein und Leben des Menschen»

Auf der theoretischen Basis einer physiologischen Menschenkunde versucht Nasse nunmehr ein großangelegtes therapeutisches System aufzubauen, das – weit über alle Krankenversorgung hinaus – alle Bereiche eines zu zivilisierenden Lebens umfaßt: die klimatischen Verhältnisse von Licht, Luft und Wärme ebenso wie die Wirkungen der Nahrungs-

und Genußmittel, die Rolle von Schlafen und Wachen gleichermaßen wie das Arbeitsmilieu und den Affekthaushalt, eben jene Natur-Geschichte des gebildeten und zu bildenden Menschen, die das charakterisiert, was Nasse nennt «die eigentliche Anthropologie».

Mit diesem biologischen Lebenskreis tritt unmittelbar ein weiteres Phänomen in den Horizont der Medizin: «das Verhältnis des Menschen zum Menschen, und das des Menschen zu allem anderen, womit er das Erdendasein teilt». Hier gilt es zu erforschen, wie Menschen aufeinander wirken, in ihrem Habitus und mit ihrem Sexus, je spezifisch nach Alter und Temperament, nicht zuletzt jeweils gefärbt durch die Krankheit. Den wirklichen Menschen erfahren wir daher erst, wenn wir über Natur und Geschichte hinaus den Menschen in seinen sozialen Verbindlichkeiten treffen. Das Hauptinstrument dieser Vergesellschaftung aber ist für Nasse nicht die Arbeit, sondern die Sprache, und die Sprache entsteht auch nicht aus den Produktionsverhältnissen, sondern aus dem Geiste der Musik. Sprache ist somit nicht nur ein eminent soziologisches Grundmuster, sondern auch das psychologische Medium, das dem Arzt bei allen Störungen entgegenkommt und somit eine komplette Physiologie und Pathologie zur Voraussetzung hat.

Gegenstand einer solchen Medizinischen Anthropologie ist eben der Mensch, so wie er ist: der Mensch als Natur, als Sozialwesen, als Schicksal, der leibhaftige Mensch mit all seinen Lebenskrisen, die uns dann auch jene kritischen Felder aufweisen, welche der Arzt fachkundig zu begleiten hätte. Der Arzt begleitet ja den ganzen Menschen: seine Zeugung und Geburt, die Aufzucht wie das Reifwerden, jedes Geschlecht und jedes Temperament, Krankheit wie Altern, Sterben und Tod –, kurzum: «die ganze Welt voll mannigfaltiger Zustände und Verhältnisse».

Nicht nur die Bekämpfung der Krankheiten ist sein Amt, sondern auch die Vorsorge und die Begleitung der Gesunden.

Damit aber würde der ärztliche Stand wiederum jene Stellung in der Gesellschaft erhalten, die er in den alten Heilkulturen so selbstverständlich innehatte. In der gegenwärtigen Situation – 1823 – freilich sei es das Heilgewerbe, welches die Krankheiten geradezu provoziert, während die Heilkunst sie doch zu reduzieren hätte. Und so sei es dazu gekommen, daß der Arzt sich von einer Nahrungsquelle erhalten müsse, deren Verstopfung ihm eigentlich Pflicht wäre. Und auch manche Patienten hielten sich lediglich noch für den Kanal, durch den ihren Ärzten das tägliche Brot zufließt. Angesichts einer solchen Situation aber klagt Nasse: «Wer säubert den Tempel des heilenden Gottes von den Verkäufern und den Tischen der Wechsler!»

Noch einmal will Christian Friedrich Nasse uns das alte Ideal vom Arzt als dem Zeugen des Lebens vor Augen halten. Der Arzt soll – so in seiner programmatischen Schrift über «Die Stellung der Ärzte im Staate» (1823) – dereinst wiederum das werden, was er seit jeher war: «der Berater der Gemeinden, der Gesundheitsfreund, der Lehrer über das, was zur Erhaltung und Bewahrung des Lebens wohl tut, der Fürsorger für die Kinder».

Und noch einmal: «Den Arzt ruft sein Geschäft zum Zeugen der großen Szenen des Lebens, wo Freude und Trauer, Scheiden und Wiedergewinnen mächtig die Herzen der Menschen erschüttert.» Von seiner Natur aus und mit seinem Amte wird der Arzt zum Zeugen des Geborenwerdens und Sterbens, aller Hoch- und Tiefzeiten des Lebens wie auch aller kritischen Phasen zwischendurch. Nasse beschließt «die Aufgabe der Anthropologie» mit Alexander Popes Diktum, daß das eigentliche Studium des Menschen nichts anderes sein könne als der Mensch.

Es gibt keine Krankheiten, nur kranke Menschen
(Personale Medizin bei Ludolf von Krehl)

Dem Heidelberger Kliniker Ludolf von Krehl (1861–1937), dem Begründer der modernen «Medizin in Bewegung», verdanken wir den berühmt gewordenen Satz: «Krankheiten existieren nicht, wir kennen nur kranke Menschen.» So schließt er seine «Pathologische Physiologie»: «Es gibt nur den einzelnen Menschen, die einzelne Persönlichkeit», den Kranken eben als Mensch.

«Ich bin Arzt» – sagt Krehl – «und für den Arzt ist der Mensch alles.» Wenn aber der Mensch als Ganzes zum Vorwurf der Forschung dient, «da kann man nicht mehr fragen, gehört eben diese Erforschung zur Naturwissenschaft, zur Biologie, zu den Geisteswissenschaften? Sie braucht sie alle, sie steht zu allen in Beziehung, ja, sie ist in mehr als einer Hinsicht auf sie begründet, sie muß sie verstehen!»

«Jeder Krankheitsvorgang stellt in Wirklichkeit etwas Neues dar, das noch nie da war und so nie wieder sein wird. Das hat im Einzelfalle die umfassende Betrachtung zu erweisen. Sie beschäftigt sich also mit zwei Reihen von Vorgängen: mit den allgemeinen Beziehungen der Morphologie, Physiologie, Ätiologie und Pathogenese im menschlichen Organismus als solchem und mit der Umgestaltung des Typisch-Menschlichen durch die Persönlichkeit des einzelnen Menschen. Es gilt, im einzelnen das allgemeine zu sehen und gleichzeitig zu erkennen, wie das allgemeine durch das einzelne geformt wird.»

Der kranke Mensch – und nicht nur die Krankheit – sollte zum Forschungs- und Wertungsobjekt der Medizin werden. Das aber ist nichts Geringeres als «die Wiedereinsetzung des ganzen Lebens als andere und mit den Naturwissenschaften gleichberechtigte Grundlage der Medizin».

«Da aber muß man sich fragen: Welcher Arzt kann eine solche durchführen? Weiter: Welcher Kranke will sie haben?» Wird sich der Kranke nicht mit Recht sträuben, weil das alles für die meisten Fälle gar nicht notwendig ist? Würde eine solche Medizinische Anthropologie letzten Endes nicht in ein ungeheures pfadloses Gebiet führen, in einen «Zaubergarten»?

Und doch sollte es sich für einen Arzt lohnen, diesen Weg zu gehen! Ein Mediziner wird erst dann zum Arzt, wenn er mit dem Kranken in aller Offenheit die letzten Lebensfragen behandelt. Schafft sich doch der Arzt in jeder ärztlichen Handlung ein neues Werk, das Beziehungen hat zu allen Gebieten der Wissenschaft, der Kunst, der Religion. Geht es hier doch letztlich immer um die Einsicht in die Person eines jeden einzelnen Kranken, der uns Erscheinungen bietet, «die nie da waren und nie wiederkommen werden in Bedingtheit und Gestaltung, damit aber auch in der Entscheidung der pathologischen Prozesse».

Krankheit bekommt hier eine anthropologische Bedeutsamkeit und erhält ihren Sinn. Nicht mehr mit der Geschichte einer Krankheit haben die Ärzte es jetzt zu tun, sondern mit der Lebensgeschichte des Kranken.

Falls Ihnen die Gesundheit am Herzen liegt
(Eine Empfehlung des Kardinals Newman)

«Ein Arzt kann Ihnen sagen, daß Sie, falls Ihnen die Erhaltung Ihrer Gesundheit am Herzen liegt, Ihre Beschäftigungen aufgeben und sich aufs Land zurückziehen müssen. Er sagt ganz deutlich ‹falls›, das ist alles, womit er es zu tun hat. Es ist nicht seines Amtes, zu beurteilen, ob es Dinge gibt, die Ihnen teurer oder dringlicher sind als Ihre Gesundheit und deren Erhaltung. Es ist nicht seine Aufgabe, sich um Ihre Verhältnisse, Ihre Pflichten, Ihre Verbindlichkeiten und die von Ihnen abhängigen Personen zu kümmern.

Er, der Arzt, weiß nicht, was angesichts Ihrer besonderen Verhältnisse ratsam ist und was nicht. Er sagt nur: Ich spreche als Arzt; wenn Sie gesund sein wollen, so geben Sie Ihren Beruf, Ihren Handel, Ihr Amt, was immer es sei, auf. Mehr zu sagen wäre unsachlich und unstatthaft für ihn, so gern er es auch möchte; es sei denn, er spräche nicht als Arzt, sondern als Freund. Er würde über sein Ziel hinausgehen, wollte er sich anmaßen, zu behaupten, daß die körperliche Gesundheit das ‹summum bonum› sei und niemand tugendhaft sein könne, dessen körperliche Verfassung sich nicht in guter Ordnung befindet.»

Lebensläufe – Lebensabend

Wenn vom Umgang von Ärzten mit ihren Kranken die Rede ist, denkt man unwillkürlich an das ebenso banale wie blamable Zwiegespräch am Krankenbette, wo der Doktor seinen Patienten fragt: «Na, wie geht's?» und der Patient antwortet: «Na, es geht so!» Darauf der Arzt: «Nun, dann geht's ja!» – und dann geht er wieder.

Wenn solchergestalt vom Ergehen die Rede ist, sollte man auch an das Gehen selber denken – oder ans Laufen – und daran, wie so vielgestaltige Läufe den Gang des Lebens durchdringen und bestimmen. Des Menschen Leben läuft in vielfältigen und vielschichtigen Wandlungen und Wanderungen, in einem letztlich sehr geheimnisvollen Rhythmus für Bewegung.

Wie schön beschreibt Goethe dies in «Wanderers Gang über Feld», wo wir hören: «Der aufgehobene Fuß sinkt nieder, der zurückgebliebene strebt vorwärts und fällt, und immer so fort vom Ausgehen bis zum Ankommen.»

Bis wir schließlich angekommen sind am End' des Laufs des großen Ganges, am Abend unseres Lebens!

Geht heim, Gott weiß wo
(Tagesläufe bei Carl von Linné)

Tageslauf eines Bergmanns

«Ein wohlhabender Bergmann zu Falun steht auf zwischen 6 und 8; Frühstück: Butter, Käse, Fleisch, ein Schnaps, Branntwein oder ein Krug Bier; geht zur Grube zum Auslosen, dann zur Hütte, dort raucht er eine Pfeife; geht heim, nimmt sich einen Schnaps. Mittag: feste Mahlzeit, Fleisch, Speck, Hering oder Dorsch und was mehr; geht zur Hütte, raucht seine Pfeife; bekommt oder macht Besuche um 4 Uhr, trinkt bis in die Nacht, 3–4 Maß Bier pro Person.»

Tageslauf eines Kavaliers zu Stockholm

«Steht auf zwischen 8 und 9, frisiert sein Haar, kleidet sich an; um 10 geht er ins Kaffeehaus, trinkt ein paar Tassen Kaffee und schwätzt, um 11 geht er in die Stadt, um 12 geht er zum Ritterhausplatz, um das Neueste zu hören. Um 1 speist er, immer mit ein bis zwei Quarter Wein; um 3 geht er ins Kaffeehaus, um Kaffee oder ein Glas Dünnbier zu sich zu nehmen, um 4 macht er irgendeinen Besuch, um 5 geht er zum Carstenhof oder irgendeiner anderen Kneipe, trinkt ein Glas Rheinwein, um 7 zu Lars etc., ein Huhn zu essen; dann spielt er bis in die Nacht, geht heim, Gott weiß wo.»

Tageslauf bei Carl von Linné

«Im Sommer stand er meist um 5 Uhr auf, frühstückte und las vor bis 10. Er machte bis 12 Exkursionen, nachmittags ging er in den Garten, und des Abends wurde Trisette gespielt.»

«Vor dem Mittagessen gibt Linné 5 Stunden lang Vorlesungen. Am Nachmittag liest er, empfängt Besuche und besichtigt seinen botanischen Garten, so daß er manchen Tag keine Zeit hat zum Essen.» *(Brief an N.J. Jacquin)*

Dann kann man noch mehr tun
(Dr. Katzenberger erklärt das Gehen)

«‹Raten Sie mir doch, Herr Professor›, fragte der Fürst, ‹welche Motion ist die Beste?› – ‹Gehen, Durchlaucht, als die rechte Mitte zwischen Reiten und zwischen Fahren›, antwortete Katzenberger. – ‹Aber ich gehe täglich, und es hilft nur wenig›, versetzte der dickleibige Regent. – ‹Wahrscheinlich darum›, sagte der Doktor, ‹weil Höchstderoselben vielleicht nur mit den Füßen gehen; was zum Teil seine Nachteile hat – (der Fürst sah ihn fragend an) denn auch mit den Händen muß zu selber Zeit gegangen und sich bewegt werden, da wir Säugetiere in Rücksicht des Körpers ja Vierfüßler sind, wie Moskati sehr gut, nur mit Übertreibung, bewiesen.› –

Er setzte nun die Sache mehr ins Licht und zeigte: das Venenblut steige ohnehin schwer die Füße herauf, häufe sich aber noch mehr in ihnen an, wenn man sie allein in Bewegung und Reizung setze; und dann sei für den ganzen übrigen Blutumlauf nur schlecht gesorgt. Daher müssen durchaus die Oberfüße oder Arme als Mitarbeiter – wenigstens von hohen Personen, die mit ihnen nicht am Sägebocke oder hinter dem Garnweberstuhl oder auf der Drechselbank hantieren wollen – gleich stark mit den Unterfüßen auf und ab geschleudert werden, zumal da schon, nach Haller in seiner Physiologie, das einfache Aufheben eines Armes den Puls um viele Schläge verstärke.

Und hier machte der Doktor dem Fürsten den offizinellen Gang mit gehenden Perpendikelarmen so geschickt vor, daß er, wie ein trabendes Pferd, Ober- und Unterbeine in entgegengesetzter Richtung vorwärts und hinterwärts schlug; – und die ganze Badegesellschaft sah von ferne den unbegreiflichen und unehrbietigen Schwenkungen des Doktors vor dem Fürste zu. ‹In der Tat›, sagte der Fürst lächelnd, ‹dies muß man versuchen, wenn auch nicht in großer Gesellschaft.› –

‹Dann›, fuhr der Doktor fort, ‹kann man noch mehr tun. Da eigentlich das Säuern oder Entkohlen des Bluts das Ziel alles Lustwandelns ist: so halt' ich auf Spaziergängen meinen Mund außerordentlich weit aufgesperrt, um so die Luft stromweise in meine Lungen einzuschütten zum Oxydieren. Ja, ich darf Ihrer Durchlaucht vorschlagen, daß Sie in Zeiten, wo das Wetter nicht zum Gehen ist, dafür das Reden recht gut wählen können, weil dieses das Blut herrlich säuert durch das schnellere Einatmen der Lebensluft und das Ausatmen der Stickluft.

Daher erkranken wir Professoren häufig in den Ferien durch Aussetzen der Vorlesungen, mit welchen wir uns zu säuern und zu entkohlen pflegen...›»

Vom glücklichen Ausgang meiner Kuren

*(Dorothea Erxleben,
die erste deutsche Ärztin, berichtet)*

«Ich, Dorothea Christiana Erxlebin, bin zu Quedlinburg am 13ten November des 1715ten Jahres geboren worden... Die ersten Jahre meines Lebens brachte ich in großer Schwachheit und fast beständigen kränklichen Umständen zu; denn oft war eine Krankheit noch nicht völlig überstanden, wenn sich eine andere bereits wieder einfand. Dieser kränkliche Zustand machte mich so glücklich, daß ich von der zartesten Jugend an in allen den Wissenschaften, dazu mein Alter fähig war, fleißig unterrichtet wurde... Um dieser Ursachen willen wendete mein seliger Vater nicht nur selbst den äußersten Fleiß an meine Unterweisung, sondern er sorgete auch davor, daß ich mit meinem Bruder zugleich von geschickten Lehrern nicht nur in Sprachen, sondern auch in nützlichen Wissenschaften fleißig unterwiesen wurde. Ich war um so viel williger, derselben fleißigen und getreuen Unterricht anzunehmen und mir auf das Beste zunutze zu machen, je mehr ich glaubte, daß alle wohlgesittete Frauenspersonen in denen Studiis ebenso fleißig als in Dingen die Haushaltung betreffend müßten unterwiesen werden...

Da ich mich solchergestalt durch den Fleiß und Geschicklichkeit gelehrter Männer nicht nur unterstützet sahe, sondern auch die Urteile anderer vernünftigen und großen Gelehrten, welche die Studia des Frauenzimmers nicht nur billigen, sondern auch sogar fordern, mir zur beständigen Aufmunterung dienten, wurden mir die Studia täglich angenehmer, und ich fand darin ein ausnehmendes Vergnügen. Ob ich gleich mit zunehmenden Jahren, nachdem sich mein Gesundheitszustand merklich gebessert, beständig viele häusliche Geschäfte zu verrichten hatte, welchen ich mich weder entziehen konnte noch wollte, so vermochten dennoch diese nicht, mich vom Studieren abzuziehen, und ich fand, daß es sehr wohl möglich sei, bei verschiedenen häuslichen Geschäften sowohl ein Buch mit Nutzen zu lesen als auch den Unterricht des Lehrenden anzunehmen... Ich beschloß daher ernstlich, mich durch nichts vom Studieren abhalten zu lassen und zu versuchen, wie weit ich in der Arzeneigelahrtheit es bringen könnte.

Nachdem ich in den litteris humanioribus einen ziemlichen Grund geleget hatte, machte ich den Anfang, der mir jederzeit so angenehm gewesenen Arzneiwissenschaft mich zu befleißigen. Daher machte ich mir den Unterricht meines seligen Vaters fleißig zunutze, wenn er, meinen Bruder zu seinen akademischen Studiis vorzubereiten, sowohl die theoretischen als praktischen Teile der Medizin mit ihm durchging...

Er tat solches so viel emsiger, da er mit Vergnügen sahe, daß seine bisherige getreue Unterweisung in der Medizin bereits so viel bei mir gefruchtet hatte, daß ich nunmehr auch zum Nutzen anderer gar leicht weiter angeführt werden könnte. Er setzte daher meinen Unterricht auf das fleißigste fort. Zuweilen mußte ich zu meiner Übung verschiedene schwere, in seiner Praxis vorgefallene Casus ausarbeiten, auch wenn er krank oder abwesend war, seine Patienten besuchen und abwarten...

Meine damaligen Umstände verstatteten weiter nichts, als daß ich alle die Zeit, welche mir die häuslichen Geschäfte übrigließen, dazu anwendete, in den vornehmsten sowohl theoretischen als praktischen Teilen der Medizin mich immer fester zu setzen..., und ich werde auch, solange ich lebe, niemals ablassen, dieselben so zu gebrauchen, daß ich dadurch sowohl meine Erkenntnisse vermehren als auch im Stande sein möge, das Wohl meiner mir anvertrauten Patienten zu befördern. Da ich schon längst Gelegenheit gehabt und noch habe, Kranken beirätig zu sein, habe ich mit größtem Vergnügen die Wahrheiten derer Lehren, welche die größten und aufrichtigsten Ärzte in ihren Schriften eingeschärft haben, in der Ausübung gegründet gefunden, und viele, wenn sie nur die Wahrheit gestehen wollen, haben bisher den glücklichen Ausgang meiner Kuren mit Verdruß gesehen...»

Es will ein Wunder in mir werden
(Phasen der Genesung bei Eduard Mörike)

«Schon seit Wochen fühle ich meine Gesundheit kräftiger als jemals; aber seit wenigen Tagen streckt auch der Geist seine erschlafft gewesenen Organe so begierig und arbeitsdurstig wieder aus, daß ich ordentlich über mich selbst erstaune. Ich spüre, es will sich ein neues Leben hervordrängen, es will ein

Wunder in mir werden. Ich wüßte niemanden, dem ich die Ursache dieser mächtigen Revolution, die Geschichte der letzten vier Tage, so vertraulich mitteilen könnte, als diesen verschwiegenen Blättern. Aber fürwahr, ich tue es beinahe bloß in der grillenhaften Besorgnis, daß mein gegenwärtiges Glück, ja daß mir selbst die Erinnerung an diese außerordentliche Zeit entrissen werden könnte...

Soll ich dir gestehen, daß dies der glücklichste Tag meines Lebens ist, ja daß es mir vorkommt, erst heute fange ich eigentlich zu leben an? Begreife mich aber: Nicht diese erquickende Sonne ist es allein, nicht dieser junge Hauch der Welt und nicht deine belebende Gegenwart. Sieh, das Gefühl, wovon ich rede, lag in der letzten Zeit schon beinahe reif in mir; ich kann nicht sagen, daß es die Folge langer Überlegung sei, doch ruht es auf dem klarsten und nüchternsten Bewußtsein und ist so wahr als ich nur selber wirklich bin. Es hat sich mir in diesen Tagen die Gestalt meiner Vergangenheit, mein inneres und äußeres Geschick, von selber wie im Spiegel aufgedrungen, und es war das erstemal, daß mir die Bedeutung meines Lebens, von seinen ersten Anfängen an, so unzweideutig vor Augen lag. Auch konnte das und durfte wohl nicht früher sein. Ich mußte gewisse Zeiträume wie blindlings durchleben, vielleicht geht es mit den folgenden nicht anders und vielleicht ist das bei den meisten Menschen so; aber auf den kurzen Moment, wo die Richtung meiner Bahn sich verändert, wurde mir die Binde abgenommen, ich darf mich frei umschauen, als wie zu eigner Wahl, und freue mich, daß, indem eine Gottheit mich führt, ich doch eigentlich nur *meines* Willens, *meines* Gedankens mir bewußt bin.

Die Macht, welche mich nötigt, steht nicht als eigensinniger Treiber unsichtbar hinter mir, sie schwebt *vor* mir, *in* mir ist sie, mich deucht, als hätt ich von Ewigkeit her mich mit ihr darüber verständigt, wohin wir zusammen gehen wollen, als wäre mir dieser Plan nur durch die endliche Beschränkung meines Daseins weit aus dem Gedächtnis gerückt worden, und nur zuweilen käme mir mit tiefem Staunen die dunkle wunderbare Erinnerung daran zurück. Der Mensch rollt seinen Wagen wohin es ihm beliebt, aber unter den Rädern dreht sich unmerklich die Kugel, die er befährt...»

Alle Dinge gehen dahin
(Matthias Claudius: «An meinen Sohn Johannes»)

«Die Zeit kommt allgemach heran, daß ich den Weg gehen muß, den man nicht wiederkömmt. Ich kann Dich nicht mitnehmen und lasse Dich in einer Welt zurück, wo guter Rat nicht überflüssig ist.

Niemand ist weise vom Mutterleibe an; Zeit und Erfahrung lehren hier und fegen die Tenne.

Ich habe die Welt länger gesehen als Du.

Es ist nicht alles Gold, lieber Sohn, was glänzet, und ich habe manchen Stern vom Himmel fallen und manchen Stab, auf den man sich verließ, brechen sehen.

Darum will ich Dir einigen Rat geben und Dir sagen, was ich funden habe, und was die Zeit mich gelehret hat.

Es ist nichts groß, was nicht gut ist; und ist nichts wahr, was nicht bestehet.

Der Mensch ist hier nicht zu Hause, und er geht hier nicht von ungefähr in dem schlechten Rock umher. Denn siehe nur, alle andre Dinge hier, mit und neben ihm, sind und gehen dahin, ohne es zu wissen; der Mensch ist sich bewußt und wie eine hohe bleibende Wand, an der die Schatten vorübergehen. Alle Dinge mit und neben ihm gehen dahin, einer fremden Willkür und Macht unterworfen; er ist sich selbst anvertraut und trägt sein Leben in seiner Hand. Und es ist für ihn gleichgültig, ob er rechts oder links gehe.

Laß Dir nicht weismachen, daß er sich raten könne und

selbst einen Weg wisse. Diese Welt ist für ihn zu wenig, und die unsichtbare siehet er nicht und kennet sie nicht.

Spare Dir denn vergebliche Mühe, und tue Dir kein Leid und besinne Dich Dein.

Halte Dich zu gut, Böses zu tun. Hänge Dein Herz an kein vergänglich Ding. Die Wahrheit richtet sich nicht nach uns, lieber Sohn, sondern wir müssen uns nach ihr richten.

Was Du sehen kannst, das siehe, und brauche Deine Augen, und über das Unsichtbare und Ewige halte Dich an Gottes Wort...

Lerne gerne von andern, und wo von Weisheit, Menschenglück, Licht, Freiheit, Tugend etc. geredet wird, da höre fleißig zu. Doch traue nicht flugs und allerdings; denn die Wolken haben nicht alle Wasser, und es gibt mancherlei Weise. Sie meinen auch, daß sie die Sache hätten, wenn sie davon reden können und davon reden. Das ist aber nicht, Sohn! Man hat darum die Sache nicht, daß man davon reden kann und davon redet. Worte sind nur Worte, und wo sie so gar leicht und behende dahinfahren, da sei auf Deiner Hut; denn die Pferde, die den Wagen mit Gütern hinter sich haben, gehen langsameren Schrittes.

Erwarte nichts vom Treiben und den Treibern. Und wo Geräusch auf der Gassen ist, da gehe fürbaß.

Wenn Dich jemand will Weisheit lehren, so siehe in sein Angesicht. Dünket er sich noch, und sei er noch so gelehrt und noch so berühmt, laß ihn und gehe seiner Kundschaft müßig. Was einer nicht hat, das kann er auch nicht geben...

Tue das Gute vor Dich hin, und bekümmere Dich nicht, was daraus werden wird. Wolle nur einerlei, und das wolle von Herzen... Ein Mensch, der wahre Gottesfurcht im Herzen hat, ist wie die Sonne, die da scheinet und wärmt, wenn sie auch nicht redet...

Und sinne täglich nach über Tod und Leben, ob Du es finden möchtest, und habe einen freudigen Mut...»

Umwege zur Reife des Augenblicks
(Hermann Hesse erlebt sein hohes Alter)

«Der Frühling ist für die meisten alten Leute keine gute Zeit; er setzte auch mir gewaltig zu. Die Pülverchen und ärztlichen Spritzen halfen wenig; die Schmerzen wuchsen üppig wie die Blumen im Gras, und die Nächte waren schwer zu bestehen. Dennoch brachte beinahe jeder Tag in den kurzen Stunden, die ich draußen sein konnte, Pausen des Vergessens und der Hingabe an die Wunder des Frühlings, und zuweilen Augenblicke des Entzückens und der Offenbarung, deren jede des Festhaltens wert wäre, wenn es nur eben ein Festhalten gäbe, wenn diese Wunder und Offenbarungen sich beschreiben und weitergeben ließen. Sie kommen überraschend, dauern Sekunden oder Minuten, diese Erlebnisse, in denen ein Vorgang im Leben der Natur sich ausspricht und sich uns enthüllt, und wenn man alt genug ist, kommt es einem so vor, als sei das ganze lange Leben mit Freuden und Schmerzen, mit Lieben und Erkennen, mit Freundschaften, Liebschaften, mit Büchern, Musik, Reisen und Arbeiten nichts gewesen als ein langer Umweg zur Reife dieser Augenblicke, in welchen im Bilde einer Landschaft, eines Baumes, eines Menschengesichtes, einer Blume sich Gott uns zeigt, sich der Sinn und Wert alles Seins und Geschehens darbietet.

Und in der Tat: Haben wir auch vermutlich in jungen Jahren den Anblick eines blühenden Baumes, einer Wolkenformation, eines Gewitters heftiger und glühender erlebt, so bedarf es für das Erlebte, das ich meine, doch eben des hohen Alters, es bedarf einer unendlichen Summe von Gesehenem, Erfahrenem, Gedachtem, Empfundenem, Erlittenem, es bedarf einer gewissen Verdünnung der Lebenstriebe, einer gewissen Hinfälligkeit und Todesnähe, um in einer kleinen Offenbarung der Natur den Gott, den Geist, das Geheimnis wahrzunehmen, den Zusammenfall der Gegensätze, das große Eine. Auch Junge können das erleben, gewiß, aber seltener und ohne diese Einheit von Empfindung und Gedanke, von sinnlichem und geistigem Erlebnis, von Reiz und Bewußtsein. [...]

Und jetzt, heute, während ich bei sanfter windstiller Wärme bei meinem Feuer stand und Holz brach, sah ich es geschehen: Es erhob sich ein leiser sanfter Windhauch, ein Atemzug nur, und zu Hunderten und Tausenden wehten die so lang gesparten Blätter dahin, lautlos, leicht, willig, müde ihrer Ausdauer, müde ihres Trotzes und ihrer Tapferkeit. Was fünf, sechs Monate festgehalten und Widerstand geleistet hatte, erlag in wenigen Minuten einem Nichts, einem Hauch, weil die Zeit gekommen, weil die bittre Ausdauer nicht mehr nötig war. Hinweg stob und flatterte es, lächelnd, reif, ohne Kampf. Das Windchen war viel zu schwach, um die so leicht und dünn gewordenen kleinen Blätter weg zu treiben, wie ein leichter Regen rieselten sie nieder und deckten Weg und Gras zu Füßen des Bäumchens, von dessen Knospen ein paar wenige schon aufgebrochen und grün geworden waren. Was hatte sich mir nun in diesem überraschenden und rührenden Schauspiel offenbart? War es der Tod, der leicht und willig vollzogene Tod des Winterlaubes? War es das Leben, die drängende und jubelnde Jugend der Knospen, die sich mit plötzlich erwachtem Willen Raum geschaffen hatte? War es traurig, war es erheiternd? War es eine Mahnung an mich, den Alten, mich auch flattern und fallen zu lassen, eine Mahnung daran, daß ich vielleicht Jungen und Stärkeren den Raum wegnahm? Oder war es eine Aufforderung, es zu halten wie das Buchenlaub, mich so lang und zäh auf den Beinen zu halten wie nur möglich, mich zu stemmen und zu wehren, weil dann, im rechten Augenblick, der Abschied leicht und heiter sein werde? Nein, es war, wie jede Schauung, ein Sichtbarwerden des Großen und Ewigen, des Zusammenfalls der Gegensätze, ihres Zusammenschmelzens im

Feuer der Wirklichkeit; es bedeutete nichts, mahnte zu nichts, vielmehr es bedeutete alles, es bedeutete das Geheimnis des Seins, und es war schön, war Glück, war Sinn, war Geschenk und Fund für den Schauenden...»

Adieu Welt, auf dich ist nicht zu trauen
(Warum Simplicius die Welt wieder verlassen)

«Adieu Welt, denn auf dich ist nicht zu trauen, noch von dir nichts zu hoffen, in deinem Haus ist das Vergangene schon verschwunden, das Gegenwärtige verschwindet uns unter den Händen, das Zukünftige hat nie angefangen, das Allerbeständigste fällt, das Allerstärkste zerbricht, und das Allerewigste nimmt ein End; also, daß du ein Toter bist unter den Toten, und in hundert Jahren läßt du uns nicht eine Stund' leben.

Adieu Welt, denn du nimmst uns gefangen und läßt uns nicht wieder ledig, du bindest uns und lösest uns nicht wieder auf; du betrübest und tröstest nit, du raubest und gibest nichts wieder, du verklagest uns und hast keine Ursach, du verurteilest und hörest keine Partei; also daß du uns tötest ohne Urteil und begräbest uns ohne Sterben! Bei dir ist keine Freud ohne Kummer, kein Fried ohne Uneinigkeit, keine Lieb ohne Argwohn, keine Ruhe ohne Furcht, keine Fülle ohne Mängel, keine Ehr' ohne Makel, kein Gut ohne böses Gewissen, kein Stand ohne Klag' und keine Freundschaft ohne Falschheit.

Adieu Welt, denn in deinem Palast verheißet man ohne Willen zu geben, man dienet ohne Bezahlen, man liebkoset um zu töten, man erhöhet um zu stürzen, man hilft um zu fällen, man ehret um zu schänden, man entlehnet um nicht wiederzugeben, man straft ohne Verzeihen...

Adieu Welt, denn du verführest jedermann; den Ehrgeizigen verheißest du Ehr', den Unruhigen Veränderung, den Hochtragenden Gnad' bei den Fürsten, den Nachlässigen Ämter, den Geizhälsen viel Schätze, den Fressern und Unkeuschen Freude und Wollust, den Feinden Rach', den Dieben Heimlichkeit, den Jungen langes Leben, und den Favoriten verheißest du beständige fürstliche Huld...

Behüt dich Gott, Welt, denn deine Diener haben kein andere Arbeit noch Kurzweil als faulenzen, einander vexieren und ausrichten, den Jungfrauen hofieren, den schönen Frauen aufwarten, mit denselben liebäugeln, mit Würfeln und Karten spielen, mit Kupplern traktieren, mit den Nachbarn kriegen, neue Zeitungen erzählen, neue Fund' erdenken, mit dem Judenspieß rennen, neue Trachten ersinnen, neue List aufbringen und neue Laster einführen.

Adieu Welt, denn niemand ist mit dir content oder zufrieden, ist er arm, so will er haben; ist er reich, so will er viel gelten; ist er veracht', so will er hoch steigen; ist er injuriert, so will er sich rächen; ist er in Gnaden, so will er viel gebieten; ist er lasterhaft, so will er nur bei gutem Mut sein.

Adieu Welt, denn bei dir ist nichts Beständiges. Die hohen Türme werden vom Blitz erschlagen, die Mühlen vom Wasser weggeführt, das Holz wird von den Würmern, das Korn von Mäusen, die Früchte von Raupen und die Kleider von Schaben gefressen, das Vieh verdirbt vor Alter und der arme Mensch vor Krankheit: Der eine hat den Grind, der andere den Krebs, der dritte den Wolf, der vierte die Franzosen, der fünfte das Podagram, der sechste die Gicht, der siebente die Wassersucht, der achte den Stein, der neunte das Gries, der zehente die Lungensucht, der elfte das Fieber, der zwölfte den Aussatz, der dreizehente das Hinfallen und der vierzehente die Torheit!

In dir, o Welt, tut nicht einer, was der ander tut, denn wenn einer weinet, so lacht der ander; einer seufzet, der ander ist fröhlich; einer fastet, der ander zechet; einer bankettiert, der ander leidet Hunger; einer reitet, der ander gehet; einer redt, der ander schweigt; einer spielet, der ander arbeitet; und wenn der eine geboren wird, so stirbt der ander...

Behüt dich Gott, Welt, denn mich verdrießt deine Konversation; das Leben, so du uns gibst, ist ein elende Pilgerfahrt, ein unbeständiges, ungewisses, hartes, rauhes, hinflüchtiges und unreines Leben, voll Armseligkeit und Irrtum, welches viel mehr Tod als ein Leben zu nennen; in welchem wir all Augenblick sterben durch viel Gebrechen der Unbeständigkeit und durch mancherlei Weg des Tods!

Gott verleihe uns allen seine Gnade, daß wir allesamt dasjenige von ihm erlangen, woran uns am meisten gelegen, nämlich ein seliges Ende.»

Bild des Arztes und Bildung zum Arzt

Zu den wenigen wirklichen Berufen, die es in diesem Erdental gibt, hat seit jeher der Arzt gehört, er, der nun in der Tat berufen ist, berufen, die Not zu wenden. Es gibt – so sagte man von alters her – im Grunde genommen nur vier Berufe: den Priester, den Richter, den Lehrer und eben den Arzt! Dem entspricht in etwa noch die heute schon etwas antiquierte Konstellation von vier Fakultäten im universitären Rahmen eines «Studium Generale»: der Theologischen, der Philosophischen, der Juristischen und – natürlich auch – der Medizinischen Fakultät.

So selbstverständlich uns das Tun des Arztes erscheinen mag, so sehr ist es auch in Verruf gekommen, in eine Krise geraten, der Kritik ausgesetzt, wie uns gerade die Stimmen unserer Tage deutlich machen: Das Tun des Arztes ist uns problematisch geworden; es wird als Geschäft mit der Krankheit verdächtigt und kaum noch als selbstverständlicher Dienst an der Gesundheit gesehen.

Gehen wir dem Bild des Arztes – dem Selbstbild wie auch Fremdbild – einmal in chronologischer Ordnung nach, so erlangen wir nicht nur ein besseres Verständnis für die Figur des Arztes, sondern auch für alles das, was von den sein Handeln regulierenden Normen von zeitgebundener und was von bleibender Gültigkeit ist. Wir gewahren an einem solchen Bild aber auch unmittelbar, was notwendig sein dürfte für jene Bildung zu einem Arzt, die zu allen Zeiten nicht nur als eine wissenschaftliche, sondern auch als eine «philosophische Bildung» betrachtet wurde.

Reife Ärzte erkennt man am Maß
(Von der Würde des Arztes bei Hippokrates)

«Des Arztes Würde besteht darin: Er soll von gesundem Aussehen und wohlgenährt sein. Bei der Menge herrscht nämlich die Meinung, daß diejenigen, die sich in bezug auf ihren eigenen Körper in einem schlechten Zustand befinden, sich wohl auch nicht in rechter Weise um andere kümmern können. Ferner soll sein Äußeres sauber sein, was in einer angemessenen Kleidung und in wohlriechenden Salben zum Ausdruck kommt, deren Geruch aber unverdächtig sei. Es ist nämlich eine alte Erfahrung, daß sich die Kranken von allen diesen Dingen angenehm berührt fühlen, und dies muß man berücksichtigen.

Was die seelischen Eigenschaften betrifft, so sei der Arzt besonnen, was sich nicht nur darin äußert, daß er schweigen kann, sondern auch darin, daß er in seiner Lebensführung äußerst diszipliniert sei; denn er besitzt darin die wichtigsten Güter für seinen Ruhm. Im Charakter sei er untadelig; denn mit solchem Wesen genießt er bei allen Respekt und ist er gegenüber allen menschenfreundlich. Überstürztes und vorschnelles Handeln wird nämlich verachtet, auch wenn es durchaus angebracht ist.

Im Gesichtsausdruck sei er nachdenklich, ohne verdrießlich zu wirken; denn dann schiene er selbstgefällig und wäre ein Menschenfeind. Wer häufig in Gelächter ausbricht und allzu fröhlich ist, wird als lästig empfunden, und vor einem solchen Verhalten muß man sich ganz besonders in acht nehmen. Er sei gerecht zu allen Menschen seines Umgangs. Muß man doch der Gerechtigkeit in vielen Dingen zum Durchbruch verhelfen. Zwischen den Patienten und dem Arzt bestehen ja nicht unwesentliche Beziehungen. Geben die Kranken sich ja auch selber den Ärzten in die Hände, und diese kommen jederzeit mit Frauen, jungen Mädchen und den wertvollsten Gegenständen des persönlichen Eigentums in Berührung. Gegenüber allen diesen Dingen aber muß der Arzt Selbstbeherrschung zeigen...

Die reifen Ärzte erkennt man an ihrem Maß (mesotes). Solche Leute sind nämlich gemäßigt gegenüber allen. Sie sind schweigsam bei Aufregungen, entschlossen und standhaft im Schweigen; sie sind geschickt im Wahrnehmen und Erfassen des richtigen Augenblicks; sie sind wohlbefähigt zur Genügsamkeit im Essen, geduldig im Erwarten des rechten Moments, geübt, all das eben Erwähnte in vollendeter Rede vorzutragen, beredt, höflich im Benehmen, fest vertrauend auf ihren durch diese Eigenschaften erworbenen guten Ruf und gemäß all dem, was gezeigt wurde, den Blick auf das Ziel gerichtet: die Wahrheit zu erkennen...

Bei der Behandlung denke man nicht nur an das Honorar, sondern lasse sich auch von dem Bestreben leiten, seine Kenntnisse zu erweitern. Ich rate, keine zu hohen Forderungen zu stellen, sondern Rücksicht zu nehmen auf Vermögen und Einkommen des Patienten. Unter Umständen behandle man auch umsonst, indem man lieber dankbare Erinnerung als augenblickliches Wohlgefallen in Kauf nimmt. Bietet sich aber die Gelegenheit, einen Fremden, der in Not ist, unentgeltlich zu behandeln, so soll man solchen Leuten ganz besonders beistehen. Denn:

Wo Liebe zur Menschheit, da ist auch Liebe zur ärztlichen Kunst!

Viele Kranke nämlich, die fühlen, daß ihr Leiden nicht ungefährlich ist und die sich der Mildtätigkeit des Arztes erfreuen, erlangen alleine dadurch die Gesundheit wieder.

Ganz besonders schön aber wäre es, wenn man die Kranken betreut der Gesundung wegen und wenn man für die Gesunden besorgt ist, damit sie nicht krank werden!»

Der Arzt wandelt Trübsal in Freude
(Arsenius an seinen Sohn Nepotianus)

«Sei gegrüßt! Die Liebe, die du mir in deinen Studien kund getan, will ich dir durch dieses Schriftchen vergelten. Weil du so oft und klug gefragt und mir dein Ohr geliehen hast, will ich dich lehren die ersehnte Lehre, auf daß du wissen mögest, welche und wie manche Eigenschaften der Arzt besitzen soll. Zuerst muß man die Natur des Menschen prüfen, ob er gefällig sei, von guter Begabung, ob er sich zum Lernen eigne, behutsam sei, züchtig, gewandt im Disputieren, freundlich, fromm und erfinderisch, unermüdlich in der Arbeit, zugänglich auch in kleinen Dingen, fähig und schlagfertig; denn so verlangt es unsere Kunst. Sie verlangt aber auch freundschaftliche Gesinnung, Bescheidenheit und Güte. Denn die Bescheidenheit ist immer bereit, zu lernen, immer bereit, Neues zu erwerben. Sie stellt niemand in den Schatten, beleidigt niemand. Der gute Wille schafft angenehme Beziehungen, macht scharfsinnig, bewirkt, daß man nicht vergessen, daß man geliebt wird. Er gibt Zucht zum Gehorsam und Weisheit mit Achtung vor dem Gehorsam und mit rücksichtsvoller Ehrfurcht. Denn wer keine Liebe und Achtung hat, der wird unbrauchbar und unstet in der Arbeit sein. Der Arzt sei nicht faul, nicht furchtsam, nicht unruhig, nicht stolz und hochfahrend, nicht geil und geschwätzig, kein Hurenbub, kein Schürzenjäger, sondern einsichtsvoll soll er sein und gelehrt und keusch und klug. Er sei kein Trunkenbold, kein Lüstling; Betrug und schmutzige Geschäfte halte er fern von sich. Er darf nicht mit Schande bedeckt herumlaufen; denn es ziemt sich nicht für den Arzt, in Schuld ertappt zu werden, und er soll nicht vor seinen Leuten zu erröten haben. Untadelig werde er, wie die Sittenlehre es verlangt; denn er ist zu Ehren auserwählt. Die Heilkunde ist nicht zu verschmähen. Und wie der Arzt auch

Ehren erlangt, so darf er keine Fehltritte begehen, sondern soll Gesundheit und Schweigsamkeit zeigen, Geduld, Ruhe, eine gewählte Sprache; er sei nicht gefräßig, sondern mäßig. Durch gründliches Studium des Buches ‹Von der Kunst› erwirb dir Weisheit und Langmut und Gelassenheit und ein heiteres und fröhliches Auftreten; denn wie ein Licht, welches das Haus erleuchtet, die Finsternis verscheucht und die Menschen sehen macht, so wandelt der fröhliche Arzt, wenn er ins Haus tritt, Trübsal und Sorge in Freude, stärkt alle Glieder des Kranken und gibt ihm neuen Mut. Gemäß der geheimen Lehrsätze der Heilkunde sei der Arzt ein Freudenbringer, der Arzt, der ein milder Helfer ist, der den Leib wiederbelebt, die Schmerzen bändigt, die Säfte trocknet. Er gibt die richtige Lebensweise an, vertreibt die Fieber, erwärmt das Mark, bringt Hilfe, gibt den Lebensgeistern neue Kraft. Er kennt die Krankheitszeichen, schüttet Wohltaten aus, erforscht die Arzneien in ihrer Mannigfaltigkeit, ein Baumeister der Gesundheit, der die richtigen Hilfsmittel verkündet, das Kommende voraussagt, Ewiges kundtut. Man nennt den Arzt den Lehrer der Gesundheit oder den Befreier, den willkommenen Künstler, der von Not befreit.»

Der gebildete Mensch wandelt in der Mittelstraße
(Zur Lebensordnung bei Maimonides)

Mūsā ibn Maimūn, latinisiert zu Moses Maimonides, wurde 1135 in Cordoba geboren, wirkte als Leibarzt arabischer Kalifen in Kairo und starb 1204 in Al-Fusṭāṭ bei Kairo. Im Jahre 1199 berichtet er in einem Schreiben an seinen Freund Samuel ben Tibbon ausführlich über seine vielfältigen Funktionen als Hofarzt:

«Du erwähnst in deinem letzten Schreiben, du wollest zu mir kommen. So komm denn, Gesegneter Gottes, gesegnet vor alldenjenigen, die zu mir kommen mögen. Ich freue mich herzlich darauf, verlange sehnlichst nach deiner Gesellschaft und habe den großen Wunsch, dein Angesicht zu schauen, wohl mehr, als du dich auf mich freust, obwohl es mir hart ist, dich der Gefahr der Seereise ausgesetzt zu wissen. Ich muß dir aber meinen Rat kundtun, daß du dich in die Gefahr nicht begeben sollst – denn durch deinen Besuch bei mir würdest du nicht mehr erreichen, als mich zu sehen und was sonst, nach meinem Vermögen, dir zukommen könnte. Aber einen gelehrten Gewinn, oder mich auch nur eine Stunde tags oder nachts allein anzutreffen, kannst du nicht erwarten, denn mein Tagewerk ist so, wie ich es dir berichten will:

Ich wohne in Fustāt, der König wohnt in Kairo, die Entfernung zwischen den zwei Orten beträgt zwei Sabbatstrecken. Mein Dienst beim König ist sehr schwierig; ich muß ihn täglich morgens besuchen. Fühlt er sich schwach, oder ist eines seiner Kinder oder eine seiner Frauen krank, so kann ich Kairo nicht verlassen und bleibe den größten Teil des Tages über im Palaste. Auch kommt es nie vor, daß nicht einer oder zwei Beamten krank sind, mit deren Heilung ich mich beschäftigen muß. Alles in allem: Ich gehe täglich am frühen Morgen nach Kairo, und wenn mich dort nichts aufhält und kein Fall vorliegt, kehre ich nachmittags nach Fustāt zurück; früher komme ich nie an. Ich habe Hunger, finde aber alle Hallen voll von Menschen, Nichtjuden und Juden, angesehene und einfache Leute, Richter und Beamte, Freunde und Feinde, eine Menge Menschen, die die Stunden meiner Rückkehr wissen. Ich steige vom Tiere ab, wasche meine Hände und gehe zu den Leuten hinaus und bitte sehr um ihre Freundlichkeit, auf mich zu warten, damit ich eine Kleinigkeit essen kann, was doch nur einmal am Tage geschieht. Dann komme ich, um sie zu heilen, ihnen Arzneien zu verschreiben und Heilungen ihrer Leiden anzuordnen. Das Kommen und Gehen dauert bis in die Nacht hinein, manchmal, bei der Wahrheit der Thora!, bespreche ich mich mit ihnen bis ans Ende der zweiten Morgenstunde oder länger noch, gebe ihnen Anordnungen und rede ihnen zu. Ich muß mich vor Müdigkeit auf den Rücken legen, und mit Eintritt der Nacht kann ich vor äußerster Schwäche nicht mehr reden. Kurz und gut, es kann kein Mensch mit mir sprechen oder mich allein antreffen, außer am Sabbat. An diesem Tage kommt nach dem Gebet die ganze Gemeinde oder ein großer Teil zu mir; ich leite die Gemeinschaft an und sage, was sie die Woche über tun sollen; man lernt ein wenig, bis Mittag, dann gehn sie fort. Ein Teil kommt wieder, und nach dem Nachmittagsgebete lernt man nochmals bis zur Stunde des Abendgebetes. Das ist mein Tagewerk.»

Bei einem derart intensiven Tagewerk hatte Maimonides seine religiösen Schriften bereits in Spanien begonnen, aber erst in Kairo abschließen können. Um 1180 vollendet er seine «Mischne Tora», was soviel heißt wie «Wiederholung der Lehre». Dieses Riesenwerk umfaßt 14 Bände und enthält einen Kodex der jüdischen Dogmatik und Ethik. Um 1190 beendet Maimonides den «Dalatāt al-hairīn», hebr. «More Nevuchim», meist übersetzt als «Führer der Unschlüssigen», oft auch «der Verirrten».

Die Aufgaben der Heilkunst aber können nach Maimonides nur sinnvoll durchgeführt werden, wenn Arzt und Patient in ein rechtes Verhältnis gekommen sind und beide den Bezug zu einem übergeordneten Ziel des Lebens gefunden haben. Körperliche Gesundheit steht in einem sehr konkreten Konnex zur geistigen Haltung, wie auch Arzt und Patient in einer gemeinschaftlichen Verantwortung gesehen werden. Der Arzt ist daher verpflichtet, die Art des nutzbringenden Verhaltens anzugeben. Auf der anderen Seite hat aber auch der Patient «die freie Wahl, die ärztlichen Anordnungen zu befolgen oder zu unterlassen». Damit wird auch und gerade dem Kranken die Rolle des mündigen Partners zugespielt. Auf diese Weise stehen Arzt und Patient im vollen personalen Gleichgewicht. Die Entscheidung über ärztliche Verordnungen bleibt allein dem Patienten überlassen.

Da aber vom Ursprung seines Daseins her kein Mensch tugendhaft oder lasterhaft ist, jeder vielmehr von Natur aus die Anlage zu einer Tugend oder zum Laster hat, kommt alles darauf an, «daß dem Menschen bei allen seinen Handlungen die freie Wahl gelassen wird». Da der Mensch aber freie Wahl nur in Grenzen hat und Gutes oder Böses nach seinem Gutdünken tun kann, ist es notwendig, daß man ihn nach den Geboten Gottes leite. Die Lehre Gottes aber «zielt dahin, daß der nach der Natur gebildete Mensch in der Mittelstraße wandle, das, was er hat, genieße, mäßig esse, mäßig trinke, wo es erlaubt ist, mäßig beiwohne, in angebauten Ländern nach Gerechtigkeit und Billigkeit lebe. Die Lehre sagt aber nicht, daß er in Wüsten und Gebirgen seinen Wohnsitz nehmen, ein aus grober Wolle und Haaren verfertigtes Gewand ankleiden, oder sonst seinen Körper martern soll.» Die Gesundheit des Leibes allein macht noch nicht tugendhaft. Es kommt vielmehr darauf an, die «Gesundheitsumstände» gezielt als Mittel zur sittlichen Vollkommenheit einzusetzen.

Theorie der Lebensordnung und Praxis der Lebensführung

Die Sorge um die Erhaltung der Gesundheit gilt bei Maimonides als eine prinzipielle Forderung der Religion. Seine Theorie der Lebensordnung nun hat Maimonides in die Form eines Sendschreibens gekleidet, das an den Sultan Al-Malik al-Afdal von Damaskus gerichtet war, in der «Maqāla fi'l-tadbīr as-sihha al-Afdalīya». Maimonides will seine Gesundheitslehre aber nicht nur als ein theoretisches Lehrbuch verstanden wissen; er hat sie gedacht zum persönlichen Gebrauch, zur praktischen Lebensführung im Alltag.

In seiner «Gesundheitsanleitung» geht Maimonides auf die Einzelheiten dieser Lebensführung ein. Man achte stets auf die Stärkung der natürlichen Kraft durch die Speise und ebenso auf eine Stärkung der seelischen Kräfte durch die Wohlgerüche. «Ebenso dienen der Stärkung der animalischen Kraft Musikinstrumente, die Unterhaltung des Patienten mit heiteren Erzählungen, die seine Seele erfreuen, seine Brust weiten, ferner die Darbietung von Geschichten, die ihn zerstreuen und erheitern. Alles dies ist notwendig bei jeder Krankheit, wenn der Arzt abwesend ist; man bestimme eben die Dinge, wie es gerade erforderlich ist.» Wenn eine Therapie allein durch Verordnen von Speisen möglich ist, so behandle man ohne jedes Medikament. Wenn es nicht ohne Behandlung mit spezifischen Arzneimitteln geht, so beginne man mit dem schwächsten Mittel. «Solange man die Behandlung mit einem einfachen Mittel ermöglichen kann, behandle man nicht mit einem zusammengesetzten, wenn es aber nicht ohne Zusammensetzung geht, so behandle man mit dem Mittel, das am wenigsten zusammengesetzt ist. Man nehme seine Zuflucht zu den komplexen Mitteln nur in der dringendsten Not.» Man wage sich nicht an zu starke Drogen; man sei nicht so unsinnig, viele Heilmittel zu nehmen, man beschränke sich auf die schwächste Form der Behandlung und gewöhne sich daran wie an eine zweite Natur. «Das ist das Maß, das wir empfehlen wollten hinsichtlich dieser Sachlage.»

Maimonides hebt alsdann heraus, daß er sich in seinen Empfehlungen an die anerkannten Regeln der Autoritäten halte, so besonders an die Aphorismen des Hippokrates. Die Sorge um die Gesundheit sei dem Menschen keine natürliche Sache: «Würde der Mensch auf sich selbst so achtgeben, wie er auf sein Tier achtet, auf dem reitet, so würde er vor vielen ernsten Krankheiten verschont bleiben.» Mit seinem Körper geht er leider um, ohne auf seine Pflege zu achten, die doch zu einer zweiten Natur werden sollte. «Aus alledem geht hervor, daß der Mensch in jedem Zustand und zu jeder Zeit der Anleitung des Arztes bedarf.» Nur dumme Menschen seien der Ansicht, man könne sich den Arzt für den Krankheitsfall aufsparen. Aber auch innerhalb der Heilkunst sei es evident, daß es keine absoluten Gesetze gebe, daß vielmehr jeder Zustand eine individuelle Berücksichtigung verlange, insbesondere im Hinblick auf die allgemeine Gesundheitspflege.

«Seine Absicht bei Essen, Trinken, Beiwohnen, Schlafen, Wachen und Ruhen soll sich einzig und allein auf die Gesundheit des Körpers beziehen. Mit der Gesundheit soll er dahin zielen, daß die Seele ihre Werkzeuge gesund und vollkommen finde, um Wissenschaften erlernen zu können, und die Sitten- und Verstandestugenden zu erwerben, damit er den obgedachten Zweck erreiche.»

Wir tragen Sorge für das Wohl unserer Getreuen
(Entwurf einer Medizinalordnung)

Im Jahre 1231 erließ Kaiser Friedrich II. von Hohenstaufen ein Medizinalgesetz, das sich auf ältere Medizinalverordnungen sizilischer Herrscher stützte und für die weitere europäische Medizinal-Gesetzgebung grundlegend werden sollte.

Für die Medizin wichtig geworden ist vor allem der Titel 45, wo es heißt:

«Imperator Fridericus. Wir haben einen bestimmten Nutzen im Auge, wenn wir für das allgemeine gesundheitliche Wohl (salus communis) unserer Getreuen Sorge tragen. Im Hinblick auf den schweren Nachteil und nicht wieder gut zu machenden Schaden, der aus der Unerfahrenheit der Ärzte (imperitia medicorum) entstehen könnte, befehlen wir, daß künftig keiner unter dem Deckmantel des ärztlichen Titels es wagen soll, zu praktizieren (practicari vel mederi), wenn er nicht vorher in Salerno im öffentlichen Disput der Professoren durch eine Prüfung bestätigt ist. Wenn er mit den schriftlichen Zeugnissen über seine Zuverlässigkeit und seine genügenden wissenschaftlichen Kenntnisse (scientia sufficiens) sowohl von den Professoren als auch von unserem Beauftragten versehen, vor uns erscheint (...), so soll er von uns die Erlaubnis zur Ausübung der Heilkunst erlangen (licentia medendi).»

Die Medizinalordnung des Hohenstaufen geht dann nochmals auf die ärztliche Ausbildung ein, wenn es heißt, daß ein Arzt nach Ablauf des fünfjährigen Studiums noch keineswegs selbständig praktizieren dürfe; er habe vielmehr zunächst einmal ein volles Jahr lang «unter Anleitung eines erfahrenen Arztes» zu praktizieren.

Was die ärztliche Ausbildung als solche anbelangt, so finden sich ganz klare und weit vorausschauende Kriterien im Titel 46, wo es heißt:

«Da die medizinischen Wissenschaften niemals gelernt werden können, wenn nicht vorher Kenntnisse in der Logik erworben sind, bestimmen wir, daß keiner Medizin studieren soll, wenn er nicht vorher mindestens drei Jahre Logik studiert hat. Nach diesen drei Jahren steht es ihm frei, in der Weise zum Studium der Medizin voranzuschreiten, daß er fünf Jahre studiere und die Chirurgie, die ein Teil der Medizin ist, innerhalb der angegebenen Zeit mit erlerne. Dann erst, und nicht vorher, soll ihm die Erlaubnis zu praktizieren (licentia practicandi) erteilt werden, nachdem zuvor eine Prüfung gemäß der Bestimmung des Hofes stattgefunden hat und er ein ihn betreffendes Hochschulzeugnis über die obengenannte Dauer des Studiums in Empfang genommen hat.»

Es folgen dann Bestimmungen über die Folge der Krankenbesuche, über die Begrenzung des Honorars, über die Abgrenzung gegenüber den Apothekern, für die dann wiederum detaillierte Vorschriften erlassen werden, Anordnungen, wie sie wichtig werden sollten für die Abgrenzung der Ärzteschaft gegenüber dem Stand der Apotheker, für die Ausgliederung der Chirurgie aus der Medizin, für die Oberaufsicht der Ärzte über Hebammen, Wundärzte, Pflegedienste und sonstiges «Hilfspersonal», nicht zuletzt auch für den Umgang mit Kranken.

Kein Arzt ohne philosophische Bildung
(Eine Einführung in die Heilkunde)

§ 3

«Unter *Medizin*, Medicina, iatrikē, im allgemeinen versteht man den Inbegriff derjenigen Kenntnisse und Fertigkeiten, die uns in den Stand setzen, die Gesundheit zu erhalten, und, wo sie verlorenging, wiederherzustellen, oder wenigstens das Leiden zu mildern.»

§ 4

«Der Umfang dieser Kenntnisse und Fertigkeiten ist ungeheuer, denn er begreift nicht allein die Kenntnis von der doppelten, somatischen und psychischen Natur, und zwar im gesunden und kranken Zustand des Menschen; sondern auch jene der gesamten Natur, des Universums, im ganzen wie im einzelnen; weil erst dadurch dem Menschen, als dem hauptsächlichsten Gegenstande der Medizin, diejenige Stelle im Universum angewiesen werden kann, welche ihm als Glied der unendlichen Kette des Weltalls gebührt. – Hieraus ergibt sich, daß das Gebiet der Medizin alle Wissenschaften und Künste an Umfang übertreffe.»

§ 5

«Die Medizin in dem angegebenen Sinne ist keine absolute, sondern eine größtenteils auf Erfahrungen gegründete – eine sogenannte *Erfahrungswissenschaft*. Nach philosophischen Grundsätzen verdient sie höchstens insofern den Namen einer Wissenschaft, als sie die unendliche Summe von Erfahrungen wissenschaftlich aneinanderreiht und ordnet. – Von ihrer praktischen Seite betrachtet, setzt sie Kunstfertigkeit voraus und kann demnach mit vollem Recht eine auf rationelle Erfahrung gegründete wissenschaftliche Kunst genannt werden.»

§ 14
Philosophie

«Es gibt keinen gründlichen Gelehrten, und also auch keinen gediegenen Arzt ohne *philosophische* Bildung. Denn wer soll ihn mit seinem eigenen Ich, mit der Bestimmung seines Daseins und mit dem Wesen aller Dinge bekannt machen, wer seinen Geist vor Irrtümern im Denken schützen, wer anders als die Philosophie? Insbesondere ist es die *Logik*, oder die Wissenschaft des Denkens, welche den Arzt fähig macht, bei seinen verschiedenen Operationen stets mit Ordnung und Übereinstimmung zu Werke zu gehen, ihn vor falschen Erfahrungen, oder überhaupt vor Einseitigkeit schützt.

Die *Metaphysik* soll den Arzt in den Stand setzen, die ungeheure Menge von Erfahrungen, alle sinnlichen Erscheinungen zur Einheit zu bringen, sie gleichsam mit *einem* Blick zu überschauen und ihren letzten Grund einzusehen. So glänzend aber die Aussicht ist, welche uns die sogenannte Wissenschaft des Wissens bietet, so ist sie doch für den Naturforscher und Arzt die gefährliche Klippe, an welcher gar oft der schwindelnde Geist scheitert, in Grübeleien, Zweifelsucht oder aber in phantastische Träumereien verfällt.

Schon näher verwandt mit der Medizin ist die *Anthropologie* oder die Lehre vom Menschen. Sie zerfällt nach der doppelten Natur dieses letztern in die Lehre vom *Leibe* (Somatologie) und in jene von der *Seele* (Psychologie). Erstere ist eine unvollkommene Anatomie und betrachtet den menschlichen Körper nur, insofern er mit den Operationen des Geistes in Verbindung steht. Die Psychologie ist dem Arzte zur Erkenntnis und Heilung der Geisteskrankheiten ganz unerläßlich; abgesehen davon, daß sie als Teil der Physiologie zur Erklärung der Geistesoperationen dient und dem Arzte vielfache Mittel an die Hand gibt, auch bei leiblichen Krankheiten durch zweckmäßige Einwirkung auf den Geist vieles zu nützen. Schon entfernter, doch nicht ganz außer dem Kreise der Medizin, ist die Beziehung der *praktischen Philosophie* und der *Ästhetik* zu jener.»

§ 35
Geschichte der Medizin

«Die Aufgabe dieser Lehre besteht darin, den Zustand zu schildern, in welchem die Medizin zu den verschiedenen Zeiten, von ihrem Ursprunge angefangen bis jetzt, sich befand, mithin die Veränderungen in chronologischer Ordnung aufzuzählen, denen sie von Zeit zu Zeit unterworfen war, und aus denen man den stufenweisen Gang ihrer Entwicklung und Ausbildung ersehen kann. Eine bloße Aufzählung der hierher gehörigen Ereignisse reicht jedoch nicht hin, sondern es muß hauptsächlich der ursächliche Zusammenhang dieser letztern unter einander hervorgehoben und so die vor- oder rückwärts schreitende Ausbildung der Medizin als Folge jener philosophisch dargestellt werden. Eine solche Geschichte nennt man dann *pragmatisch*, zum Unterschiede von der *Literärgeschichte*, welche sich bloß mit denjenigen Ärzten, Philosophen und Naturforschern aller Zeiten beschäftigt, die besonders durch ihre Schriften auf den Zustand der Medizin erheblichen Einfluß hatten.

In dem Maße, als das Studium der Geschichte überhaupt jedem Gebildeten wahrhaft unentbehrlich ist, ebenso wertvoll und nützlich ist jenes der Geschichte der Medizin für den wohlgebildeten Arzt. Denn sie macht ihn nicht nur mit dem Ursprunge, der stufenweisen Ausbildung seiner Wissenschaft und mit den merkwürdigsten Männern seines Faches bekannt, sondern zeigt auch den Zusammenhang vieler medizinischer Erfahrungen sowie den Einfluß anderer Wissenschaften auf die Ausbildung der Medizin. Man kann sich daher den Arzt als Gelehrten gar nicht denken ohne genaue Kenntnis der Geschichte der Medizin. Aber auch als Künstler, als praktischer Arzt gewährt sie ihm vielen Nutzen, indem sie ihm die Entstehung und die Schicksale der verschiedenen medizinischen Systeme vor Augen stellt und ihn so gleichsam warnt, weder jeder neu aufgebauten Theorie ohne vorläufige, höchst genaue Prüfung anzuhängen, noch sich selbst der Sucht hinzugeben, ein neues System zu schaffen; sondern ihn vielmehr zur naturgetreuen und vorurteilsfreien Beobachtung sowie zur kritischen Sichtung des von andern Beobachteten anleitet und aufmuntert. – Endlich setzt sie ihn auch in den Stand, manche als neue Erfindung ausgegebene und angepriesene Heilmethode u. dgl. auf ihren wahren, viel ältern Ursprung und Erfinder zurückzuführen. Gewöhnlich wird zwar bei dem Vortrage einer jeden einzelnen Lehre auf das Geschichtliche derselben Rücksicht genommen; allein dies reicht doch wegen Mangel des Zusammenhanges im ganzen nicht zu, sondern die Geschichte der Medizin kann erst zu Ende der akademischen Bildungszeit mit Nutzen und gründlich studiert werden.»

Regeln, des Lebens froh zu werden

(Blicke in die ethischen Beziehungen der Medizin)

«Komme ich einmal dazu, über Diätetik mich zu äußern, so werden meine Regeln, des Lebens froh zu werden, in wenigen Sätzen bestehen. Gesundheit würde ich für eine Tugend, Heiterkeit für eine Pflicht erklären. Ich würde zeigen, daß man sich den Ekel gegen das Kranksein nicht tief genug einprägen kann; denn Krankheit, welche die Gesundheit negiert, ist nicht nur Hemmnis, sondern Lüge der Bestimmung.

Das ‹valere aude› würde ich zum allgemeinen Gruß vorschlagen.

Ich weiß wohl, es ist leichter zu fragen als zu antworten, leichter Vorschriften zu erteilen als sie zu befolgen. Dem Mädchen beim Tanze, dem Jünglinge beim Gelage oder in der Liebe, dem Tagelöhner bei der Arbeit Mäßigkeit zu empfehlen, ist ein überflüssiges und undankbares Geschäft. Dem Gefangenen erscheint der Rat, sich Bewegung in freier Luft zu machen, wie eine Satire.

Mein Bemühen würde darauf sich beschränken, die einfachsten Mittel hervorzuheben, stets heiter zu sein, am Körper keinen Mitschuldigen, sondern einen Freund zu besitzen und, wenn nötig, sein Leben auf das Profitchen zu stecken.

... Aber die Hilfe ist ganz wo anders zu suchen: Strenge jeder sich an, Herr in seinem Hause, in seiner Person, zu sein; ‹nunquam retrorsum› heiße: niemals betrübt. Heiterkeit werde aufgesucht im Umgange mit der freien Natur, mit Menschen oder mit Büchern, und der reinste Genuß wie ein Samenkorn bewahrt, daß er aufgehe in trüben Tagen.

Das Wort, des Menschen Schicksal sei sein Magen, ist wahr. Gute Reitpferde nehmen wenig Nahrung zu sich. Der ‹mors in olla› steckt nicht in der Substanz des Topfes, im Blei- oder Kupfergehalt, sondern in dessen Inhalt. Wer ihn voll hat mit Knöteln, Nockerlen oder Spatzelen, darf sich nicht wundern, wenn einmal auch das Herz zu voll wird.

Die Ärzte dürfen nicht müde werden, die Hauptsätze einer vernünftigen Diätetik geltend zu machen. Hierdurch tragen sie wesentlich dazu bei, das Leben in seinen Grundbestimmungen zu kräftigen, was so viel heißen will, als es zu verlängern.»

Aphorismen eines Mediziners über Kunst und Leben

«Der Wunsch gute Besserung, welchen der Kranke erwartet, nimmt der Gesunde übel.»

«Das viele Trinken auf die Gesundheit ist ein Ertrinken derselben.»

«Wie große Glocken nachtönen, so zittern große Krankheiten lange nach.»

«Man beginnt ein neues Leben, wenn man es von der rechten Seite auffaßt.»

«Lehrstühle, die Lehnstühle geworden, machen eher leer als gelehrt.»

«Herumziehende Übel, wie Rheumatismus und Gicht, sind, gleich Vagabunden, auf Wasser und Brot zu setzen.»

«Manche Kranke werden, wie saure Äpfel, milde durch Liegen.»

«Von den erfreuenden Arzneien (Laetificantia) ist keine Rede mehr, wohl aber von den gefühllos machenden (Stupefacientia).»

«Das geistigste Destillat ist geistige Heiterkeit.»

«Bei der akuten Krankheit hat der Arzt wenig, bei der chronischen nicht viel zu tun.»

«Je mehr die ärztlichen Anordnungen Hirtenbriefen, nicht aber Polizeiverordnungen gleichen, desto weniger werden sie befolgt.»

«Das vollste Lob eines wissenschaftlichen Buches ist das, wenn man es in Stunden der Betrübnis wie des Entzückens mit Vergnügen in die Hand nimmt.»

«Die Sanitätspolizei sorgt für Bewahrung des Geruch-, Geschmack- und Gesichtorgans; aber das Ohr bleibt jedem Eindruck preisgegeben. Das Geklimper ist nicht verboten!»

«Krankheit macht die Armen vornehm! Es öffnen sich ihnen die Pforten der Paläste, nämlich der palastähnlichen Hospitäler, und Wärter und Wärterinnen stehen ihnen zu Gebote.»

«Die größten Lehrmeister der Ärzte – die Natur und die Alten – bleiben immer jung. Die Erfahrung selbst ist eine frische Lebensquelle.»

«Die kostbarsten Lehren der Medizin sind die der Lebensordnung, die kostbarsten Tropfen im Ozean die Perlen.»

«Das schönste Symbol und Vorbild einer unendlichen Tätigkeit bleibt doch immer das schlagende Herz. Es ist das kräftigste, fortdauernd Widerstand überwindende, keiner Ruhe bedürftige Organ. Sowie es zu wirken aufhört, ist das Leben, welches es unterhält, dahin.»

«Die Ärzte, welche die Quellen der psychischen Übel zu verstopfen sich bemühen, sind nicht bloß Pfleger der Gesundheit und Diener der kranken Natur, sondern Kämpfer für den Seelenfrieden und für die Tugend.»

«Insofern immer mehr dahin gesehen wird, alle Mittel des physischen und moralischen Seins für die Erhaltung der Gesundheit zu verwenden, nähert sich die Medizin der Aufgabe, Gesetzgebung des Lebens zu sein.»

Unsere Zeit ist die Zeit der Naturwissenschaften
(Virchows Rektoratsrede über «Lehren und Forschen»)

«Gewaltige Veränderungen, nicht nur in den öffentlichen Verhältnissen, sondern auch in der Wissenschaft, größere als seit Jahrhunderten vordem, haben sich vollzogen; alle Einzelgebiete der menschlichen Tätigkeit, manche von Grund aus, sind umgestaltet oder wenigstens tiefgehenden Angriffen der Kritik unterzogen worden. Wer an dem öffentlichen Leben näheren Anteil genommen hat, wie könnte der ohne Bewußtsein, ohne ernste Prüfung an so großen Erlebnissen vorübergegangen sein? Das Universitätsleben steht ja nicht isoliert inmitten des allgemeinen geistigen Lebens der Völker. Wir sind genötigt, von unserem Unterricht aus Umschau zu halten über den Unterricht überhaupt...

Für die niederen Anstalten ist die Universität eine dauernde Mahnung, ihre Zöglinge so vorzubereiten, daß sie unseren Unterricht mit vollem Verständnis in sich aufnehmen, für die höheren ein Vorbild, nach dem sie ihre Methoden und ihre Einrichtungen gestalten können. Und andererseits ist die Universität berufen, immer neue Geschlechter junger, wohl vorbereiteter Männer dem Staat und der Gesellschaft zuzuführen, welche, erfüllt mit geordneten Kenntnissen, getragen vom sittlichen Ernst, die heilige Flamme der Wissenschaft bewahren und hinaustragen in alle Wirrnisse und Dunkelheiten des täglichen Lebens ...

Weder Lehrer noch Lernende dürfen vergessen, daß das Ziel des Universitätsstudiums ein sehr hohes ist: allgemeine wissenschaftliche und ethische Bildung und volle Kenntnis der Fachwissenschaft. Wenigstens einmal im Leben, und zwar am Schlusse seiner Universitätszeit, sollte der gebildete junge Mann soweit vorgerückt sein, daß sein Wissen dem mittleren Stande der wissenschaftlichen Forschung, zumal in seinem Fache, entspricht. Gelingt ihm das bis dahin nicht, so ist wenig Hoffnung, daß er jemals im Kreise seiner Genossen ein ebenbürtiger Fachmann sein wird. Er hat alle Aussicht, sein Leben lang ein Stümper zu bleiben. Darüber sollte sich niemand täuschen: Nur ausnahmsweise kehrt in einer späteren Zeit des Lebens eine Periode gleicher Lernfreiheit wieder, wie der akademische Bürger sie normal besitzt ...

Gegenwärtig dürfen wir aber darauf hinweisen, daß es andere Lehrgebiete gibt, deren Methoden so weit ausgebildet sind, daß sie das, was nötig ist, vollständig zu gewähren im Stande sind. Das sind die Mathematik, die Philosophie und die Naturwissenschaften. Sie haben einerseits einen so reichen und mannigfaltigen Inhalt, daß sie die Wißbegierde immer von neuem reizen, und sie sind andererseits so sehr zu immer weiterem Ausbau befähigt, daß sie der eigenen Forschung reiche Gelegenheit bieten. Daraus erklärt es sich, daß die Beschäftigung mit ihnen dem jungen Geiste eine so sichere Vorbildung gewährt, daß er in jeder Fakultät sich mit einiger Leichtigkeit heimisch machen kann ...

Aber eines kann schon jetzt bestimmt ausgesprochen werden. Wenn die klassischen Sprachen nicht mehr im Stande sind, das einigende Band herzustellen, welches alle die verschiedenen Richtungen der gelehrten Bildung zusammenhält, so ist ein Ersatz dafür nur zu finden in jener goldenen Trias von Mathematik, Philosophie und Naturwissenschaften, auf deren Entwicklung die gesamte abendländische Kultur beruht...

Noch sind wir mitten in der Bewegung, aber sie ist überall siegreich. Schon nennt man unsere Zeit die Zeit der Naturwissenschaften. Keine der sogenannten Geisteswissenschaften hat sich diesem Einflusse entziehen können...

... Staat und Wissenschaft sind einfach darauf angewiesen, daß wir wenigstens einen gewissen Teil der Studierenden zu Forschern erziehen. In diesem Sinne nennen wir sowohl die Angehörigen als die Anstalten der Universität akademische!»

Heilkunde als Wissenschaft

Was sich in der «Medizin in Bewegung» in den Begegnungen zwischen Arzt und Patient, als neue «Heilkunde» herauskristallisiert hat, konnte mit seinem Schatz an Erfahrungen nie mehr verlorengehen, auch wenn die Naturforscher und Ärzte der Neuzeit immer energischer den Weg der «Verwissenschaftlichung» der Medizin zu gehen versuchten. Aber Heilkunde ist weder Naturwissenschaft noch Geisteswissenschaft; sie ist eine an ethischen Prinzipien orientierte Handlungswissenschaft.

Bereits in der antiken Medizin wird die «techne therapeutike» interpretiert als eine von der Theorie geleitete Handlung. Der Grundbegriff einer Handlungswissenschaft, gleichgewichtig zwischen Theorie und Pragma, wird vom scholastischen Leitbild der «ars» aufgegriffen und findet sich noch im Begriff der «kunst» bei Paracelsus.

Die Heilkunde stellte aber nicht nur Theorien über das Handeln auf; sie hat auch immer selber gehandelt. Das Tun des Arztes ist eben konkrete Philosophie. «Praxis» ist nicht von ungefähr zum Terminus technicus für das Tun des Arztes geworden. Ärztliche Intention ist es daher, wirksam in die von ihr jeweils vorgefundene natürliche oder soziale Wirklichkeit einzugreifen.

Vor diesem theoretischen Hintergrund wird verständlich, warum man das Tun des praktizierenden Arztes, seine Heilkunst, als Therapieren bezeichnet. Therapie kommt von «therapeuo», was bedeutet: ich diene; ich eile einem zu Hilfe, der mich in seiner Not gerufen hat. Ich soll mich um ihn kümmern, für ihn sorgen, was wiederum «curare» meint, jemanden einer kurativen Behandlung zuführen.

In diesem Sinne war die alte «techne therapeutike» immer auch Pflege und Fürsorge, eine ganz besondere «diakonia», ein fachkundiger Dienst am leidenden Menschen.

Die Heilkunst ist unter allen Künsten die vornehmste
(Hippokrates zur Begründung der Medizin)

«Die Heilkunst ist unter allen Künsten die vornehmste. Aber wegen der Unwissenheit derer, die sie ausüben, und derer, die leichtfertig über solche Ärzte urteilen, bleibt sie nun weit hinter allen Künsten zurück. Schuld daran ist die Tatsache, daß viele Ärzte sich wie die Statisten in der Tragödie benehmen: wie diese zwar Gestalt, Kostüm und Maske von Schauspielern haben, aber keine Schauspieler sind, so gibt es auch dem Namen nach zwar viele Ärzte, in Wirklichkeit aber nur ganz wenige.»

«Ein jeder von euch, der sich wirklich Einsicht in die Medizin aneignen will, muß im Besitz von folgendem sein: Naturanlage, Unterweisung, einer förderlichen Umgebung, guter Erziehung, viel Fleiß schließlich und Zeit, viel Zeit.»

«Als erstes von allem bedarf ein junger Arzt der natürlichen Anlage; denn wenn die Natur widerstrebt, ist alles vergeblich. Sodann hat man sich die Lehre in einer möglichst geschlossenen Umgebung anzueignen, wie sie förderlich für die geistige Ausbildung ist. Schließlich aber wird man lange Zeit hindurch seinen Fleiß aufwenden müssen, damit die Erziehung zur Natur wird und in glücklicher und gedeihlicher Weise Frucht bringt.»

«Denn» – so fährt Hippokrates fort – «so wie das Wachsen der Pflanzen in der Erde, so muß man auch das Erlernen der Heilkunst betrachten: Unsere natürliche Anlage ist wie das Land, die Lehrsätze der Lehrer sind wie die Samenkörner, die Erziehung gleicht der rechtzeitigen Aussaat in den Acker, die Umgebung, in der man lernt, ist wie die Nahrung, die den Pflanzen aus der umgebenden Luft zuteil wird, der Fleiß ist die Bearbeitung des Landes, und die Zeit gibt diesem allem die Kraft, daß es zur Vollendung heranwachse.» Das alles lernt man nicht von selbst, dazu muß man in die Welt gehen und sich dem Leben ausgesetzt haben, muß immer wieder von neuem gelernt haben, aus der Physis unserer rohen Natur einen gebildeten Nomos zu machen. Dann erst ist man ein «periodeutes», einer, der weit umhergereist und erfahren ist. So erst wird der Arzt als ein Diener dieser Physis nach und nach zum Meister des Nomos werden, und die Medizin wird endlich jene Kunst sein, von der man gesagt hat, sie sei die vornehmste von allen.

«Der Unterschied zwischen Medizin und Philosophie ist dabei gar nicht so groß, weil alle Eigenschaften, die zur Lebensweisheit gehören, auch in der ärztlichen Wissenschaft enthalten sind. Diese aber heißen: Freisein von Habsucht, Rücksichtnahme, Schamhaftigkeit, bescheidene Kleidung, Würde, Urteilsfähigkeit, Ruhe, Entschiedenheit, Lauterkeit wie auch die genaue Kenntnis dessen, was für das Leben nützlich und notwendig ist. Mit dieser Kenntnis aber ist nun einmal eine gewisse Philosophie verbunden. Und an ihr hat den größten Anteil der Arzt.»

«Wohlgetan ist es, auch die Gesunden zu führen. Denn die Gesunden können sich nun einmal nicht auf der Höhe des Wohlstandes halten. Da sie aber nicht im selben Zustand bleiben und auch nicht mehr gesteigert werden können, bleibt nur übrig, daß sie sich verschlechtern. Darum ist es nützlich, den zu guten körperlichen Zustand unverzüglich abzubauen, damit der Körper wieder einen Ausgangspunkt für einen neuen Aufbau erhält. Man soll aber die Schwächung nicht bis zum äußersten treiben – denn das ist gefährlich –, sondern nur bis zu dem Punkt, der der Konstitution dessen entspricht, der die Behandlung aushalten soll.»

«Die Menschen verstehen es nicht, im Sichtbaren das Unsichtbare zu schauen. Sie üben nämlich Künste, die der menschlichen Natur ganz ähnlich sind, und erkennen es nicht. Die göttliche Vernunft erst lehrt sie, was in ihnen vorgeht, nachzuahmen, indem sie erkennen, was sie tun, aber nicht erkennen, was sie nachahmen.»

Schmiede und Schuster und Bauleute, die Musik und die Kochkunst, das Gerben und Flechten wie auch die Schreibkunst dienen als ein Modell für diesen geheimnisvollen Zusammenhalt. «Man bearbeitet Gold, man schlägt, wäscht, schmilzt es. In schwachem Feuer, aber nicht in starkem fügt es sich zusammen. Wenn sie es fertiggemacht haben, brauchen sie es zu allem. So schlägt der Mensch das Getreide, wäscht und mahlt es und, nachdem er es aufs Feuer gebracht hat, gebraucht er es. Bei starkem Feuer fügt es sich im Körper nicht zusammen, wohl aber bei schwachem.»

«Die Bildhauer machen ein Abbild des Körpers; was aber Verstand hat, können sie nicht schaffen. Sie machen es aus Wasser und Erde, indem sie das Feuchte trocknen und das Trockene feucht machen. Sie nehmen weg von dem Übermäßigen und geben hinzu zu dem Mangelhaften, indem sie das Bild aus dem Kleinsten zum Größten wachsen lassen. So geht es auch dem Menschen! Und so haben alle technischen Betätigungen Verwandtschaft mit der menschlichen Natur.»

Wir erfahren weiterhin, daß die Krankheiten den Menschen nicht sofort befallen, sondern sich allmählich ansammeln, ehe sie kritisch werden und mit einem Schlage ausbrechen: «Ich habe nun entdeckt, was im Menschen vor sich geht, bevor die Gesundheit in ihm von der Krankheit überwältigt wird, und habe gefunden, wie man seine Gesundheit in diesem Zustand wieder in Ordnung bringen kann.»

Zwischen Krankheit und Gesundheit aber liegt noch ein ungeheures Zwischenfeld, eine Art von Brachland, das die Ärzte viel zu wenig beachtet haben, ein Schlachtfeld aber auch, auf dem die natürlichen Säfte und selbstheilenden Kräfte mit der Umwelt im Kampf liegen, ein kritisches Feld, in welchem der Arzt mit Vorbehalt vorzugehen und nur behutsam – mit seiner Kostordnung, mit reinigenden Arzneien, auch wohl mit wirkender Hand – einzugreifen hat. «Reifung weist dabei auf schnelle Krise und sichere Genesung hin, was aber roh und ungekocht bleibt, auf Ausbleiben der Krise, auf Beschwerden, lange Dauer der Krankheit, auf Tod oder Rückfall ins alte Leiden. Der Arzt aber soll bei allem sagen können, was vorher war; er soll erkennen, was gegenwärtig ist und voraussagen, was zukünftig sein wird. Diese Kunst muß er üben. Auf zweierlei nämlich kommt es bei jeder Behandlung der Krankheiten an: zu nützen oder wenigstens nicht zu schaden. Denn unsere Kunst umfaßt dreierlei: die Krankheit, den Kranken und den Arzt. Der Arzt ist nur der Diener der Kunst; gemeinsam mit dem Arzt muß der Kranke der Krankheit widerstehen.»

Medizin – eine zweite Philosophie
(Vom Maß der Heilkunde bei Isidor von Sevilla)

«Als Medizin bezeichnet man die Kunst, den gesunden Körper zu erhalten oder wiederherzustellen... Ihren Namen hat die Medizin vom Maß (nomen medicinae a modo), das heißt vom wohlausgewogenen Gleichgewicht (temperamentum). Denn am Allzuvielen leidet die Natur, am Maß jedoch hat sie ihre Freude. Wer daher Arzneien und Gegengifte allzusehr und beständig zu sich nimmt, hat unter mancherlei Beschwerden zu leiden. Die Unmäßigkeit (immoderatio) insgesamt nämlich gereicht uns nicht zum Heil, bringt vielmehr nur Gefahren mit sich.»

Über den Ursprung der Heilkunst

«Von verschiedensten Seiten wird die Frage gestellt, warum denn unter den übrigen Freien Künsten (Artes liberales) die Medizin nicht als eigene Disziplin aufgeführt wird. Die Erklärung liegt darin, daß die erwähnten Künste ihre je eigene Verursachung haben, während die Medizin sie alle umfaßt.

Denn auch die Grammatik muß der Arzt kennen, damit er einsehen und auseinandersetzen kann, was er studiert.

Gleicherweise bedarf er der Rhetorik, damit er mit glaubwürdigen Argumenten das zu vertreten versteht, was er verordnet. Nicht weniger sollte ein Arzt mit der Dialektik vertraut sein, um auf rationelle Weise Diagnostik und Therapie zu betreiben.

Und so sollte er auch die Arithmetik wegen der zeitlichen Abläufe bei allen Ereignissen und in der Rhythmik des Alltags beherrschen. Das gleiche gilt für die Geometrie, welche die Qualitäten der Örtlichkeiten lehrt, in denen er seine Beobachtungen zu machen hat. Insbesondere aber sollte ihm die Musik nicht unbekannt bleiben, da es so vielerlei Erscheinungen gibt, die bei kranken Menschen durch diese Disziplin offenkundig werden, wie wir etwa von David hören, der von Saul durch die Kunst des Musizierens von seinem unreinen Geist befreit wurde. Auch gelang es dem Arzt Asklepiades, einen Wahnsinnigen durch die Musik (symphonia) wieder der Gesundheit zuzuführen. Zuletzt muß ein Arzt auch mit der Astronomie bekannt sein, durch welche die Ordnung der Gestirne wie auch die Wechselhaftigkeit der Zeiten betrachtet werden. Durch ihre je besonderen Qualitäten werden aber, wie man von Ärzten erfahren kann, auch unsere Körper der Veränderung unterworfen.

Aus all diesen Erwägungen heraus darf man die Medizin eine zweite Philosophie (secunda philosophia) nennen. Sind doch beide Disziplinen der Ganzheit des Menschen (totum hominem) verpflichtet. Denn wie die Philosophie gleichsam die Pflegekunst menschlicher Geistigkeit ist, so ist die Medizin die Wartung und Heilung der Leiblichkeit.»

Über das Vermögen der Musik

«Ohne die Musik gibt es nichts Vollkommenes, und man kann sogar sagen, daß nichts ohne sie besteht... Die Musik besänftigt oder erregt alle Lebewesen... Und selbst unsere Sprache wie auch unser Pulsschlag und unser Herzklopfen sind stets von einem gewissen harmonischen und musikalischen Rhythmus begleitet... Und ich weiß nicht, was den Fasern unseres Seins geschieht, daß sie beim Klang neuer und verschiedener Töne von einer geheimen Sympathie viel inniger erfaßt werden, wenn man mit einer zarten Stimme kunstvoll singt!»

Eine Medizin von vorsorgender Art
(Zum System eines Gesundheitswesens bei Leibniz)

Um das Jahr 1680 hatte Gottfried Wilhelm Leibniz (1646–1716) ein großangelegtes Konzept für ein umfassendes Gesundheitswesen vorgelegt. Unter seinen Studien zur Enzyklopädie, einer «scientia generalis», erscheint an bevorzugter Stelle sein «Neuer Plan für eine zuverlässige Wissenschaft, über den ich das Urteil der klügsten Männer wünsche». Der junge Leibniz geht bei seinem Plan sogleich auf das Ganze der menschlichen Existenz!

Unser irdisches Glück nämlich stützt sich im wesentlichen auf zwei Punkte: 1. auf «die Zufriedenheit des Geistes», die letztlich als eine Wirkung der Moral angesehen wird, und 2. auf «die Gesundheit des Körpers, die ohne Zweifel das kostbarste aller irdischen Güter ist». Ein zufriedener Geist in einem gesunden Körper garantiert am ehesten das individuelle Wohlergehen wie die öffentliche Wohlfahrt und gibt damit unserem Leben einen Sinn.

Um so grotesker erscheint Leibniz bei den Menschen «die

geringe Sorge, die sie für ihre Gesundheit aufbringen». Der Mensch scheint eher dazu angelegt zu sein, daß er sich «vom allgemeinen Wirbel der Natur» hinreißen und einfach gehen läßt; er sorgt nicht vor und schaut nicht voraus! «Man erwartet so lange nichts von der Medizin, als bis man krank ist.»

Solchem Fatalismus entgegen stellt Leibniz nun einen systematischen Lebensplan auf, ein positives Programm, wie man es doch in allen Wissenschaften und Künsten als selbstverständlich annehme. «Sehen wir nicht jeden Tag neue Entdeckungen, nicht nur in der Technik, sondern auch in der Philosophie und in der Medizin? Warum sollte es nicht möglich sein, eines Tages bis zu einer wirklichen bedeutenden Erleichterung unserer Leiden zu gelangen?» Sollten wir nicht die Woge des Fortschritts, die wir überall um uns auffluten sehen, auch bis in unsere eigene Existenz hineinströmen lassen? «Ohne Schwierigkeiten könnte in vielen Fällen unseren Leiden abgeholfen werden, wenn nur erst einmal – von anderen Künsten will ich hier schweigen – eine Physik oder Medizin von sozusagen vorsorgender Art begründet ist.»

Was der junge Leibniz mit diesem seinem Programm fordert, ist nichts weniger als eine allgemeine «Ordnung der Dinge», eine verbindliche Lebensordnung, die freilich zunächst einmal erkannt werden müsse, um in die Realität umgesetzt zu werden. Aufgabe der kommenden, einer aufgeklärten Gesellschaft sei es daher – so Leibniz in seinem «Memorandum» (1669/70) – die Natur der Kunst zu unterwerfen, die menschliche Arbeit leichter und menschliches Leben genießbarer zu machen. Alle Wissenschaft habe sich daher fortan auf den Nutzen zu richten, auf das «gemeine Beste». An der Stelle des Seelenheils tritt nun das «Allgemeine Wohl», dem in erster Linie die Medizin zu dienen habe. Wissenschaft und Religion reichen sich endlich die Hand, wobei die Wissenschaft das kapitale Werk einer «propaganda fidei» übernimmt.

In diesem «Grundriß eines Bedenkens von Aufrichtung einer Societät in Teutschland zu Aufnehmen der Künste und Wissenschaften» ist nichts weniger enthalten als das komplette Programm einer Wissenschaftssystematik, in der die «oratores und sacerdotes» das Amt der Anbetung übernehmen, die «philosophi naturales» die Erkenntnis der Werke Gottes und die «morales seu politici» die Nachahmung seines Regimentes. In dieser Kategorientafel menschlichen Wissens und Handelns erhält nun auch die Medizin ihren festen Standort und damit erstmals eine umfassende gesundheitspolitische Aufgabe.

Die Politiker haben vor diesem Hintergrund nichts Wertvolleres zu tun, als durch «Imitation» nachzuahmen, was die Wissenschaften aufgedeckt haben, um es nunmehr für die Allgemeinheit in einem Universum von Regeln brauchbar zu machen. Was Gott in der Welt getan, wird nun im säkularisierten Sektor transformiert und praktiziert. Dazu dient die Wissenschaft, und in erster Linie die Medizin.

In seinem Memorandum legt Leibniz nun einen detaillierten Plan vor, wie man Medizin und Chirurgie verbessern könne («rem medicam et chirurgiam zu verbessern»). Er konzentriert sich dabei auf folgende zehn Punkte:

1. Man muß wesentlich gründlicher die Anatomie betreiben, und zwar an Tieren wie an Menschen, «und dazu keine Gelegenheit versäumen».
2. Aufzubauen wären genaueste medizinische Berichte, «nicht allein von Raritäten der Krankheiten, da uns doch häufige Beschwerden mehr quälen, sondern auch gemeine, aber nur zu wenig untersuchte Sachen.»
3. Wir brauchen ferner exakte medizinische Untersuchungen mit Hilfe einer «Ars combinatoria», damit «kein Umstand noch Anzeichen ohne Überlegung entwischen könne».
4. Zu den diagnostischen Untersuchungen gehört in erster

Linie die chemische Analyse der Körpersäfte, deren Reaktionen «bis auf die feinsten und letzten Unterschiede so genau wie möglich festzustellen sind».
5. Wir brauchen ferner eine Systematik nicht nur der «Krankheiten und Heilmethoden», sondern auch eine Kenntnis der «Stufen der Gesundheit und der Neigungen zu Krankheiten».
6. Voraussetzung solcher «Gesundheitsregeln» wäre wiederum die Kenntnis «aller Kleinigkeiten, darin ein Mensch in Gesellschaft beim Essen, Trinken, Schlafen, in seinen Haltungen und Bewegungen etwas Sonderbares und Eigenes hat».
7. Alle diese Umstände, die einem Menschen «an seinem Leibe begegnen», müsse man vermerken und untereinander vergleichen. Darum würde sich «nach vorgeschriebenen Fragebogen» so etwas wie «eine Naturgeschichte seines Lebens» bilden, für die man wiederum ein eigenes «Journal» anlegen müsse, eine wirkliche Kranken-Geschichte.
8. Mit dieser biographischen Methode würde man «in kurzer Zeit die Verbindung der Kennzeichen untereinander und mit den Ursachen und Wirkungen oder den Temperamenten und Krankheiten vielfältig erhellen». In Kürze bereits würde «ein unglaublicher Apparat wahrer Lehrsätze und Beobachtungen entstehen», ein diagnostisch-klinisches Informationszentrum.
9. Mit einem solchen Apparat ließen sich nicht nur «der Leute natürliches Genie und Neigung» wie auch ihre «gegenwärtige zeitweise Leidenschaft» leichter erkennen und lenken; es ließe sich sicherlich auch ein erheblicher und sehr konkreter Einfluß auf Moral und Politik erzielen.
10. Realisieren ließen sich solche Programme freilich nicht im Raum und Rahmen jener Medizinischen Fakultäten, die damals bereits im scholastischen Klischee verkrustet

waren. Dazu wäre – so Leibniz – ein öffentlicher Gesundheitsdienst vonnöten, den nur der aufgeklärte, der absolutistische Staat zu tragen vermag.

Was die Organisationsform eines solchen Gesundheitswesens angeht, so schlägt Leibniz eine Art von «Staatsmedizin» vor, in welcher die Ärzte allerdings ihren eigenen Status behalten sollen. Mehr noch: Sie müßten einen Orden innerhalb der «gelehrten Societät» bilden, sogenannte «Ärzte-Orden» mit einer eigenständigen «Regula» und dem Ritus eines besonderen «Collegium Sanitatis». Nur so könne alles auf den allgemeinen Nutzen umgestellt und abgestellt werden. Daraus der Schluß: «Was dies in kurzer Zeit für Effekt haben werde, ist nicht mit wenigen Worten auszusprechen. Sintemal Puppen-Werk dagegen, was die engländ- und französischen Societäten ihren Institutis und Legibus nach ausrichten können.»

In einer Art Ordensregel werden dem einzelnen Arzt alsdann verschiedene Pflichten auferlegt:

- Er ist verantwortlich für die gesamte Lebensführung des Menschens, für einen diätetisch ausgerichteten Lebensstil.
- Dem Arzt untersteht die Lebensmittelaufsicht. Er hat zu sehen auf Viktualien und Fleischbänke, vor allem auf das Brauwesen und die Getränke.
- Die ärztlichen Erfahrungen sollen sich in einem Archiv niederschlagen, das statistische Erhebungen anstellt über Wetter, Landwirtschaft, ansteckende Krankheiten und Sterberegister.
- Registriert werden weiterhin alle wissenschaftlichen Experimente und Erfahrungen, die als Medizinalberichte in Handbüchern zusammengefaßt werden.
- Gefordert werden schließlich regelmäßige Kontrolluntersuchungen der Gesamtbevölkerung, Generalvisiten der Apotheken, ja sogar ärztliche Generalbeichten für alle Bürger.

Alles das – schließt Leibniz – ließe sich recht organisch eintragen «in die öffentliche Schatzkammer der nützlichen Wissenschaften». Die Medizin ist für Leibniz ein gigantisches Experimentierfeld geworden, wo Erfahrung und Bildung des Arztes mit Beobachtung und Experiment ein fruchtbares Bündnis eingehen.

Der Physiologe erfährt die Natur, damit er sie denke

(Antrittsvorlesung von Johannes Müller)

Theorie und Empirie

«Zu einer Zeit, wo man die Notwendigkeit dessen, was über der Erfahrung liegend, dieser erst den Wert gibt, allgemein anerkannt hatte, zum großen Teil aber die Erfahrung als den Weg zur *Theorie* betrachtete, und von einer unvollständigen Erfahrung aus halber Erkenntnis des Besseren voreilig zu Induktionen, als welche zum *Theoretischen* führen sollten, sich hinreißen ließ, trat *Baco von Verulam*, der Mann der Erfahrung, auf und wies die leichtsinnigen Erfahrenen in ihrer spekulativen Tendenz auf die wahre Erfahrung zurück. Die Naturwissenschaft ermangelte es zu sehr ihres Prinzips, um nicht die bitteren Vorwürfe des Verteidigers der wahren Erfahrung sich unbedingt gefallen zu lassen. Zu ihrem großen zeitlichen Heil erkannte sie, daß man nicht genug erfahren könne, um recht zu denken. Dieser Schritt war klein für die Philosophie und groß für die Naturwissenschaft, er war für die Geschichte entscheidend, wie aus derselben notwendig, aber dennoch nur halb... Die Physiologie bleibt nicht bei dem Begriff des Lebens stehen, sondern sowohl der Begriff als die Erfahrung sind ihre Elemente. Sie ist im Besitz der genauesten empirischen Kenntnisse aus allen Gebieten der

Naturwissenschaft, aber alle ihre Operationen in der Empirie sind nur, um im *Baconischen* Sinn *Recht zu erfahren*. Auf diese Spitze greift das philosophische Denken die Erfahrung auf, um sie zu begreifen. Die falsche Physiologie will das Leben aus der Erfahrung erkennen, – die wahre Physiologie denkt das Leben in die richtige Erfahrung. Durch die Erfahrung sowohl als durch das philosophische Denken kommt die Physiologie zu Stande, zu sich selbst.

Jenes Allgemeine, welches nicht im Gegensatz ist mit dem Besonderen, sondern das einzelne aus sich hervorbringt, jenes göttliche Leben, welches nicht außer der Natur oder vor der Natur ist und war, sondern, in dem es das Endliche schafft, erst göttliches Leben wird, jenes Unendliche, welches nicht neben und über dem Endlichen steht, sondern durch das Begriffensein im Schaffen des Endlichen erst ganz ist und immer ganz erhalten wird, dieses ist das Prinzip der philosophischen Naturbetrachtung und dasjenige allein, was die Philosophie mit der Physiologie verbindet. Der Weg des Allgemeinen zum Besonderen ist nicht zu begreifen, wenn nicht das Unendliche seiner Wesenheit nach die Bestimmung hat, endlich zu sein, zum Endlichen zu procediren. In der vorbereitenden Vorstellung des Verstandes wird das ruhende Unendliche im Gegensatze betrachtet zu dem Endlichen. Und dennoch ist durch den Verstand begreiflich, daß ein Unendliches, welches neben sich leiden könnte ein Endliches, selbst ein Besonderes sein müßte. Die Natur und das göttliche Leben in der Natur wird nicht erkannt durch die Kenntnis des allgemeinen Leidenschafts- und Eigenschaftslosen, sondern das Schaffende und das Geschaffene für sich sind nicht: vielmehr, das muß das wahre Göttliche sein, was nimmer ruhend in der Procedur zur Endlichkeit ewig schön ist, durch die Unendlichkeit und Mannigfaltikeit schöner Formen...

Ich habe mich schon oben bemüht zu zeigen, daß die Naturforschung auch etwas *Religiöses* an sich habe, damit will ich sagen, daß sie auch ihren *Kultus* habe. Man kann, glaube ich, hinzusetzen, sie hat auch ihre dauernden Priester. Da gibt es eine Erfahrung, die nur von Ideen gebildet wird, und aus den Erfahrungen wieder entspringen uns auf unmittelbare Weise Ideen, weil jene wie Institutionen eines religiöses Kultus wirken. Diese anspruchslose schlichte Anschauung der Natur, die in sich selbst gezwungen, in allen Dingen nur das Rechte der Dinge, die Wahrheit ihres Scheins erkennt, ist der *Sinn* des Naturforschers und namentlich des Physiologen. Lasset einen solchen Geist erfahren, was Ihr immer wollt, er erfährt mehr, als in den Dingen selbst scheinbar sinnlich Erkennbares ist; und wie seine Erfahrungen und Betrachtungen aus der Idee hervorgehen, so gehen sie auch in Ideen zurück. Ich erinnere an die *Ansichten der Natur* von *Alexander von Humboldt* und an die naturforschenden Arbeiten *Goethes*. Die Erfahrung wird zum Zeugungsferment des Geistes. Nicht das abstrakte Denken über die Natur ist das Gebiet des Physiologen. Der Physiologe erfährt die Natur, damit er sie denke.»

Physiologie und Theorie der Medizin

«Was ich bisher gesagt habe, mag genügen, zu zeigen, welche hohe Aufgabe derjenigen Physiologie, welche ich zu zeichnen versucht habe, bevorstand und noch bevorsteht. Eine Theorie der Medizin kann nur von der rechten Physiologie ausgehen. Die meisten der sogenannten medizinischen Theorien sind nur Verstandessysteme gewesen, als solche hypothetisch, unbefriedigend sogar dem Verstande, weil der Zustand empirischer Gewähr über ihr Gelten unsicher läßt, überhaupt unbefriedigend, weil von einer nur verständigen Betrachtung der Natur kein Heil zu erwarten ist. Es ist darum ein Schicksal aller dieser Versuche, daß sie auf zwei Wegen widerlegbar, größtenteils auf dem Wege der Erfahrung widerlegt wurden. In England und Frankreich ist aus Einsicht des Ungrundes der Hypothese die Medizin auf die verständige Empirie beschränkt. Die Deutschen haben ein Organ für etwas, was über der Hypothese ist, und was, durch Erfahrung unwiderlegbar, dieser erst den Gehalt gibt... Wenn zur Bildung des Physiologen nicht allein das philosophische Element im höheren Sinn, sondern die genaueste empirische Ausbildung im gesamten Gebiet der Naturwissenschaft gefordert werden, wie hoch werden wir die Aufgaben an eine Theorie der Medizin stellen, zu der die rechte philosophische und physiologische Ausbildung mit der praktischen Tüchtigkeit des Arztes sich vereinigen sollen. Die Physiologie ist keine Wissenschaft, wenn nicht durch die innige Verbindung mit der Philosophie. Die Medizin ist keine Wissenschaft ohne den Anfang und das Ende der Physiologie.»

Die Medizin ist die höchste Naturwissenschaft
(Damerow über «Elemente der Zukunft»)

«Die Medizin ist ihrem Begriffe, Gegenstande und ihrer Entwickelung nach notwendig mit der Natur verbunden. Daher stehen auch Geschichte der Medizin und *Naturwissenschaften* in stetem innigsten Zusammenhange. Die Medizin ist selbst die höchste Naturwissenschaft, nicht nur weil der Mensch, das höchste Produkt der Natur, ihr Studium ist, sondern weil sie auch die Resultate der Naturforschungen auf den Menschen anwendet. Die Medizin bricht die Früchte von dem hochprangenden Baume der Naturwissenschaften; sie nährt mit denselben sowohl ihr eigenes Leben, als sie dieselben zum Heil des leidenden Lebens der Menschheit reicht. Mit Recht ist Medizin die Krone des Naturstudiums, indem sie den Geist und die Wahrheit desselben auf das Ziel der Naturentwicklung, auf den Menschen, zu seinem und dem Heil ihrer Wissenschaften überträgt. Der Stand der Naturwissenschaften hat zu allen Zeiten entschieden auf die medizinischen Theorien gewirkt; es ist leider nur zu gewiß, daß einige Entdeckungen der Naturforscher gemißbraucht sind von ihr und ihnen eine so übertriebene Gewalt eingeräumt ist, daß die Medizin sich wahrlich zur Magd der Naturkunde herabwürdigte, etwas so Unbesonnenes und Verkehrtes, als wenn der Mensch physisch und intellektuell der Natur untergeordnet wird. Doch erkennt man auch in der Übertreibung den Trieb nach Einheit der Naturwissenschaften und Medizin; diese folgt ja auch dem Entwickelungsgesetze der Natur im Allgemeinen und der des Menschen im Besonderen.

Es fehlt uns wohl eine philosophische Geschichte der Naturwissenschaften in ihrer notwendigen Entwickelung sich begreifend; diese möchte wohl zu dem Resultate führen, daß Naturkunde und Medizin, selbst unabhängig und getrennt voneinander gedacht, parallel und harmonisch sich entwickelt haben. Die wissenschaftliche Geschichte, nämlich der Medizin, möchte in den Untersuchungen über ihre Verbindung mit Naturstudium, auf ein Gesetz für dieses kommen, welches so heißt: Wie die Entwickelungsgeschichte der Natur, so auch die Entwickelung der Naturgeschichte der Naturwissenschaften. Dadurch wäre für die höhere Einheit der Geschichte der Medizin und der Geschichte der Naturwissenschaften die Bahn gebrochen. Blicke in diese Einheit, der *ein* Gesetz für die Hauptentwickelungsmomente beider zum Grunde liegt, öffnet die ‹Vergangenheit› und ‹Gegenwart›. Möchten dieselben einem philosophischen Forscher zur tiefern Einsicht in die wissenschaftliche Entwickelung der Naturgeschichte zündende Funken sein!...

Aber die Philosophie weckt nicht nur den Sinn für wissenschaftliches Studium, sondern sie lebt und waltet in und über allem, was auf Wissenschaftlichkeit irgend Anspruch macht. – Was das *Gehirn* im menschlichen Organismus, das ist die Philosophie in dem großen Organismus aller Gebiete des Wissens und geistigen Tuns in aller Geschichte; sie ist der wahre sensus communis, das primum movens; sie ist das alle übrigen Organe der Wissenschaft beherrschende, die höchste Entfaltung des geistigen Lebens der Menschheit, der vergängliche Träger, die irdische Stätte des Ewigen und Unvergänglichen. Die Philosophie ist der wissenschaftliche Geist der Zeit; sie ist das *Genie* unter den Wissenschaften. Gleich ihm taucht sie sich ganz hinein in ihre Zeit, holt den Geist derselben aus der Tiefe hervor und bringt den der Gegenwart bis dahin nicht offenbar gewordenen sich selbst und ihrer Zeit zum Bewußtsein. Wie ein großer König regiert sie den Staat der Wissenschaften, und in der Erfüllung des Gesetzes findet der Untertan seine Freiheit. Sie ist der Geist, welcher schwebet über den Wassern des Wissens, sie wiederholt (denn im Bilde greift man gern nach dem Höchsten) auf ihre Weise das Wunder zu Canaan. Was Religion ohne Glauben, das sind die Gebiete des menschlichen Forschens ohne Philosophie – etwas Trostloses! Mit der Philosophie führt jegliches Wissen auf ein Zukünftiges, diese Hoffnung des Geistes, der, den Tod selbst überwindet, die ewig an und für sich harmonische Wahrheit und Schönheit ist.»

«Wir sind am Ziele – dem Ausgangspunkte eines neuen Zieles. – Zurückblickend auf das Ganze und uns entfremdend von seinen Einzelheiten, erscheinen dem Selbstbewußtsein folgende Momente als die wesentlichen:
Die Ahnung der Harmonie aller Geschichte vom Standpunkte der Medizin aus.
Die *Grundzüge* der Philosophie der Geschichte der Medizin, der Theorie ihrer Theorien, des Systems ihrer Systeme.
Die Versöhnung der Theorie und Praxis, des Gedankens und der Beobachtung.
Die stete, notwendige Verbindung der *Theorien* der Medizin mit den Hauptsystemen der Philosophie...
Das unerschütterliche Bewußtsein für Vergangenheit, Ge-

genwart und alle Zukunft der Medizin, daß sie kein Chaos, kein Labyrinth, kein dem Zufall unterworfenes Ding sei, sondern daß eine gesetzmäßige, hohe Ordnung in ihr, wie in der Natur war, ist und sein wird.»

Politik ist nichts als Medizin im Großen
(Das sozialpolitische Programm von Rudolf Virchow)

Was die «medicinische Reform» will

«Die ‹medicinische Reform› tritt zu einer Zeit ins Leben, wo die Umwälzung unserer alten Staatsverhältnisse noch nicht vollendet ist, wo aber von allen Seiten schon Pläne und Steine zu dem neuen Staatsbau herzugebracht werden. Welche andere Aufgabe könnte ihr daher näher liegen, als die, gleichfalls bei dem Abräumen des alten Schutts und dem Aufbau der neuen Institutionen tätig zu sein? Politische Stürme von so schwerer und gewaltiger Natur, wie sie jetzt über den denkenden Teil Europas dahinbrausen, alle Teile des Staats bis in den Grund erschütternd, bezeichnen radicale Veränderungen in der allgemeinen Lebensanschauung. Die Medizin kann dabei allein nicht unberührt bleiben; eine radikale Reform ist auch bei ihr nicht mehr aufzuschieben...

Wenn wir es jetzt, wo die äußeren Verhältnisse für Unternehmungen solcher Art noch mißlicher geworden sind, dennoch wagen, uns diese Aufgabe zu stellen, so müssen wir um so mehr erwarten, daß alle diejenigen, welche es mit der Entwickelung unserer schönen Wissenschaft, dem höchsten Inbegriff menschlicher Erkenntnisse, gut meinen, unsere Kräfte durch tätige Teilnahme stärken und stützen werden. Wohin die Zersplitterung, die Teilnahmlosigkeit, die Isolierung führen, davon gibt der Zustand unserer Medizin ein sprechendes Zeugnis; versuchen wir jetzt einmal, wohin Einheit, Enthusiasmus und Verbindung uns bringen können. Möge die ‹große› Medizin nicht vergessen, daß ein Prinzip der Perfektibilität in der Welt ist, dem sie sich nicht für immer entziehen können.» *(10. Juli 1848)*

Die öffentliche Gesundheitspflege

«Das eine Wort ‹öffentliche Gesundheitspflege› sagt dem, welcher mit Bewußtsein zu denken versteht, die ganze und radikale Veränderung in unserer Anschauung von dem Verhältnis zwischen Staat und Medizin; dies eine Wort zeigt denjenigen, welche da gemeint haben und noch meinen, die Medizin habe mit der Politik nichts zu tun, die Größe ihres Irrtums. Wir wissen wohl, daß das Wort nicht neu ist, daß man von öffentlicher Gesundheitspflege (medicina publica) schon seit sehr vielen Jahren gedruckt, geschrieben und gesprochen hat, aber wir wissen auch sehr wohl, daß sie real trotzdem nicht dagewesen ist...

In der Tat, eine Bewegung, derengleichen die Weltgeschichte nicht kennt, hat uns von dem Standpunkt der dynastischen und territorialen Politik, dem *rein* politischen zu dem sozial-politischen, dem der nationalen und demokratischen Politik geführt; ihre endliche Ruhe wird sie aber erst dann finden, wenn wir auf dem kosmopolitischen Standpunkt, dem der humanen, naturwissenschaftlichen Politik, dem der Anthropologie oder der Physiologie (im weitesten Sinne) angelangt sein werden. Und einer solchen Bewegung gegenüber will man uns noch sagen, die Medizin habe mit der Politik nichts zu tun? In einer solchen Bewegung kann man uns, die wir uns unserer Kleinheit und Endlichkeit gerade hier und von unserem materialistischen Standpunkte aus bewußt sind, persönlicher Leidenschaften zeihen, wenn wir es versuchen, die Konsequenzen des großen Gedankens von dem Fortschritt im Menschen-*Geschlecht* an den einzelnen Institutionen des Staates zu ziehen? Wir beklagen diese Gemüter tief, die in der ängstlichen Umklammerung zunftmäßiger oder persönlicher Zustände den Sturm der Weltgeschichte zu überstehen hoffen und jedes Streben derer, die ihr Schiff in den Sturm zu steuern wagen, von dem kleinlichen Standpunkt ihrer Zunft oder ihrer Person zu beurteilen versuchen...

Es genügt also nicht, daß der Staat jedem Staatsbürger die Mittel zur Existenz überhaupt gewährt, daß er daher jedem, dessen Arbeitskraft nicht ausreicht, sich diese Mittel zu erwerben, beisteht; der Staat muß mehr tun, er muß jedem so weit beistehen, daß er eine *gesundheitsgemäße* Existenz habe. Das folgt einfach aus dem Begriff des Staats als der sittlichen Einheit aller Einzelnen, aus der solidarischen Verpflichtung Aller für Alle; es ist falsch, die christliche Barmherzigkeit Einzelner für die Erfüllung einer Pflicht Aller zu substituieren, wie die Schriftsteller des christlich-germanischen Staats getan haben...» *(4. August 1848)*

Der medizinische Unterricht

«Nachdem wir die Notwendigkeit staatlicher Anstalten für den medizinischen Unterricht mit unentgeltlicher Benutzung für alle, die ihre Befähigung dazu nachweisen, dargetan haben, müssen wir uns zunächst über die Einrichtung dieser Anstalten selbst aussprechen...

Der höchste Unterricht ist aber derjenige, welcher das ganze geistige und ethische Bewußtsein der Zeit in den Lernenden entwickelt, die springenden Punkte des fort und fort neu werdenden Völkerlebens zeigt, den wandelnden Schwerpunkt in der auf- und abschwingenden Bewegung der Menschheit verfolgen lehrt. Was kann demnach in der jetzigen Zeit die Aufgabe des Universitäts-Unterrichtes sein? Die demokratische Universität wird den Humanismus, die realistische Philosophie, wie sie sich bei denkenden Beobachtern immer klarer gestalten muß, überliefern; sie wird das in Wirklichkeit sein, was die philosophischen Fakultäten der bestehenden Universitäten dem Sinne nach waren; sie wird die Verbindung der Naturwissenschaften mit der Philosophie, der Politik, der Geschichte, der Philologie in den Köpfen der heranreifenden Generation feststellen; sie wird die Trennung der realistischen und humanistischen Wissenschaften, der Empirie und der Spekulation auflösen; – kurz, sie wird die Philosophie naturwissenschaftlich, die Naturwissenschaften philosophisch machen, sie wird die Einheit des Wissens im Humanismus darstellen.» *(22. September 1848)*

«... So muß nun auch die Medizin zur Natur zurück. Innerlich hat sie diesen Prozeß vollendet, seitdem sie erkannt hat, daß auch die Pathologie weiter nichts als Physiologie ist. Es handelt sich jetzt um den größeren Schritt der äußerlichen Emanzipation. Aus den Ärzten waren Priester geworden, welche die Medizin knechteten. Allein die Medizin emanzipierte sich, wie sich der Staat und die Schule emanzipieren, bis der Prozeß mit der Emanzipation der Gesellschaft beendigt sein wird.

Zunächst müssen dann die Ärzte wieder Priester werden, die Hohenpriester der Natur in der humanen Gesellschaft. Aber mit der Verallgemeinerung der Bildung muß diese Priesterschaft sich wiederum in das Laienregiment auflösen und die Medizin aufhören, eine besondere Wissenschaft zu sein. Ihre letzte Aufgabe als solche ist die Konstituierung der Gesellschaft auf physiologischer Grundlage.» *(23. März 1849)*

Der Arzt ist eine geschichtliche Figur
(Reinhold Schneider über Geschichte und Medizin)

«Ein zureichendes Bild der Geschichte muß die Krankheit einbeziehen, und zwar an wichtigster Stelle. Es ist merkwürdig, wie wenig sich die Geschichtsschreiber auch heute noch mit ihr befassen; meist bleibt es bei den bekannten Sensationen: Barbarossa wird von der Pest aus Rom vertrieben, der Schwarze Tod tanzt, das Lager vor Metz wird aufgelöst, Abraham a Sancta Clara expliziert das Gottesgericht über Wien. Aber Krankheit als volksverändernde Geschichtsmacht wurde spät und, wie es scheint, erst von amerikanischen Forschern erkannt. Gewiß: Krankheit ist vermutlich nicht Ursache des Verfalls; sie gehört aber zu den wesentlichen Elementen einer Epoche in ihrer Sonderart, ist Merkmal, mit dem sich ein jeder befassen muß, der eine Epoche darzustellen sucht; sie kann auch nicht in eindeutig negativem Sinne verstanden werden. Die Pestzeit, die furchtbarste Erinnerung, die in den Pestsäulen gebannt und zur Glorie erhoben wurde, hat in hohem Grade beigetragen zur Formierung des Geschichtsbewußtseins, geschichtlicher Geschlossenheit Wiens, Österreichs. Man könnte von einer Ära sagen, daß sie das Gesicht einer Krankheit hat; daß man ihre Züge aus ihrer Krankheit ablesen kann.

Die Epochen und die Krankheiten sind gemeinsam im Fluß, parallel zur Geschichte fließt die Therapie; der Arzt ist eine geschichtliche Figur wie der Minister oder der General. Der Zusammenhang von Krankheit und Geschichte dringt tief ins Geistige: nicht allein, daß etwa Tuberkulose oder venerische Krankheit die geistige und künstlerische Produktion in eine exzeptionelle Lage, ein fiebriges Klima versetzen; die von Seuchen heraufgeführte Not kann Machtformen und Systeme zerrütten.

Während der Typhusepidemie, die in dem eben errichteten Sowjetstaat wütete, hat Lenin diese Tatsache klassisch formuliert: ‹Entweder der Sozialismus vernichtet die Laus, oder die Laus vernichtet den Sozialismus.› Die Laus also ist geschichtliche Person, genauer gesagt: die Laus im Bunde mit der Rickettsia, dem Parasiten, der an ihr zehrt und den ihr Biß überträgt. In dieser Perspektive wird deutlich, was Bosch und Brueghel gesehen und führende Historiker übersehen haben. Das Insektengewimmel ist fatal; es bewirkt Geschichte; es gehört zu dem Komplex, der eine Epoche und das ihr einwohnende Geschick ausmacht.»

Hilfen in Not

Da ist einer in Not geraten, fühlt sich nicht wohl, legt sich nieder und liegt flach da, ist arm dran und elend, weiß sich gestört und verstört – und ruft nun um Hilfe, will und braucht etwas, zeigt ein Hilfesuchverhalten. Bis einer zu Hilfe eilt und fragt: Was ist los mit dir? Fehlt dir etwas? Was ist passiert?

Mit jedem Hilferuf, durch alles Hilfesuchverhalten, ist auch schon der Helfer auf den Plan gerufen, ist es zu einer Begegnung gekommen, einer Teilnahme am Leiden, die alle Grade einer Solidarisierung wachruft, alle Phasen der Sympathie und Empathie.

Der nun zu Hilfe eilt, greift ein, mit dem tröstenden Ratschlag, mit der lindernden Salbe, mit dem schneidenden Messer. Einer begegnet dem Leid des anderen, leidet mit und übernimmt einen Service: als Heiler und Helfer, als Pfleger oder als Arzt. Das Eingreifen an einem anderen geht immer auch über die Person eines einzelnen hinaus, bedeutet Eingriff in die Familie, in Freundschaften, in Arbeitsgruppen, in die Sozietät.

Mit der uns verbindenden Grundfigur von «Not und Hilfe» glauben wir jenes anthropologische Grundverhältnis gefunden zu haben, das Martin Buber «Begegnung» genannt hat, das Viktor von Weizsäcker in die Form des «Umgangs» brachte. Dieses Grundverhältnis ist es letztlich auch, das die Solidarität zwischen Arzt und Patient zu stiften vermag und allem Heilwissen einen Sinn gibt. Die Wirklichkeit des Daseins, sie ist denn auch in erster Linie eine Wirklichkeit des Dabeiseins. Aus der Human-Medizin wird eine Medizin der Mitmenschlichkeit.

Amt des Arztes ist, Krankheiten zu verhüten
(Aus dem «Viaticum» des Ibn al-Ǧazzār)

«Wer sich mit dem Durchbohren von Perlen beschäftigt, muß äußerst bedächtig dabei vorgehen, um nicht durch seine Hast die Schönheit des Werkes zu schädigen. Ebenso geziemt es demjenigen, welcher sich mit der Heilung menschlicher Körper, der edelsten Schöpfung der irdischen Welt, befaßt, daß er die ihm vorkommenden Krankheiten genau bedenke und seine Anordnungen nur nach reiflicher Überlegung achtsam treffe, damit er keinen unverbesserlichen Fehler begehe. Daher sagt ein Weiser: Wenn du siehst, wie ein Arzt über jede Krankheit, wegen welcher er befragt wird, sofort Auskunft erteilt und sich seiner Heilmethode rühmt, so halte solchen Arzt für einen Toren.

Ebensowenig wie der Arzt in seinem Vorgehen sich übereilen soll, darf er nicht lässig und saumselig sein, da die meisten Krankheiten ihm dazu gar keine Zeit lassen. Die wichtigste Aufgabe des Arztes aber ist, Krankheiten zu verhüten. Die meisten Kranken indes genesen durch die Hilfe der Natur. Hast du die Wahl, durch Diät oder durch Arzneien zu heilen, so wähle stets die diätetische Lebensführung. Gebrauche immer nur eine einzige Arznei auf einmal. Achte auf einfache, bisher dir nicht bekannte Heilmittel.

Es gehört zum Charakter des Arztes, daß er auch selbst in seiner Lebensweise mit einem beschränkten Maße gut zubereiteter Speisen sich begnüge und kein Schlemmer und Prasser werde. Es ist für einen Arzt beschämend, an einer langwierigen Krankheit zu leiden.

Den Kranken sollst du beruhigen, wenn auch du selbst keineswegs ruhig bist, da du damit die Natur unterstützest. Wenn der Kranke jedoch deinen Weisungen keine Folge leistet, dann gib die Behandlung lieber auf.

Allzugroße Beschäftigung und Anstrengung schwächt die

Kraft des Arztes und beeinträchtigt seinen Geist, da er stets für jeden Kranken nachdenklich und besorgt ist, seine Genesung erhofft und für ihn betet...»

Auf solche Wege hat mich Gott berufen...
(Das «Hebammenbüchlein» der Siegemundin)

«Daß auch eine Hebamme, ob sie gleich nie Geburtsschmerzen ausgestanden durch Kindergebären, doch durch Gottes Gnade, vermittelst fleißigem Nachsinnen und vieler Jahre Übung, sonderlich wann sie in diesem Beruf Gott fleißig anrufet und unverdrossen denselben nachhänget, den Kreißenden in den schwersten Geburten beihilfig und dienlich sein kann; allermeist, wann sie überzeuget, daß Gott sie durch sonderbare Schickung dazu hat berufen wollen, wie ich denn an mir, Gott zur Ehre, muß erkennen und bekennen. Darum will ich dem Leser hiermit berichten, wie ich zu dieser Wissenschaft durch gewisse Stufen geführt sei...

Dann weil ich mich mit den vorgedachten Wehe-Müttern fleißig unterredete und sie dergleichen Bücher und Abbildungen von unterschiedenen Geburten bei mir sahen, auch von mir die Meinung hatten, als hätte ich darinnen Grund und Verstand gefaßet, geschahe es, daß ich in einer äußersten Not zu einer kreißenden Bäuerin von einer dieser Wehe-Mütter erbeten ward. Ich war noch jung und nur 23 Jahre alt, und außer, was ich in den Büchern gelesen und die Abbildungen mir eingebildet hatte, keinen Versuch gehabt. Die Not war groß, die arme Bäuerin hatte schon in den dritten Tag gekreißet, die Wehe-Mutter, die doch die Schwiegerin von dieser Kreißerin, wußte keinen Rat, weil das Händlein mit dem halben Arm außer dem Leibe herausgedrungen. Weil man auch mich drung zu versuchen und ich aus Liebe gegen meinen Nächsten mich bereden ließ und Hand anlegte, gab Gott seine Gnade, mehr als ich noch zu der Zeit wußte und diese unrechte Geburt verstand, daß das Kind, obzwar schwach, geboren und die Mutter erlöset ward.

Dannenhero ich desto mehr Lust und Liebe bei mir fand, als einen Trieb des göttlichen Berufes, noch fleißiger nachzulesen und zu sinnen, sonderlich, weil diese gedachte Wehe-Mutter mich dazu anmahnete und bei vielen Kreißenden mitnahme, wodurch ich je mehr in mehrere Erfahrung kam und sonderlich bei den armen Dorfleuten, wann eine Gefahr sich wiese, schwere Geburten waren, von einem Ort zum andern gerufen ward, daß oftermalen die Kinder schon tot, ich also durch Gottes Gnade die Mutter zu retten dienen mußte. In solcher Schule habe ich mich wohl 12 Jahre geübet...»

Sein Kurieren hatte etwas Feldherrnartiges
(Ärztliche Visite im Biedermeier)

Wie trat er auf, der gute Onkel Doktor –: «ein stattlicher Mann in schwarzen Unterkleidern, weißem Halstuch, kaffeebraunem Rock, sorgfältig gepudert und mit spanischem Rohr mit goldenen Knöpfen versehen»!

So hat Klemm (1865) den Hausarzt des Jahres 1808 geschildert: «Kam er die Treppe herauf, so vernahm man bald sein tiefes Räuspern, und die Kinderstube ward still. Denn es nahte eine gewaltige Macht. Man horchte auf sein Räuspern. Die Tür öffnete sich, und der Herr Doktor schritt feierlich und gemessen dem Krankenbett zu, ließ sich auf den Stuhl langsam nieder und erhob nun, nachdem er einige ruhige neigende Bewegungen vollendet, sein ernstes Gesicht gegen den Patienten. Er heftete seine durchbohrenden dunklen Augen auf ihn, brummte einigemale: ‹hm, hm› und erfaßte die Hand des Kranken, um den Puls zu untersuchen, wobei er gewöhnlich das Antlitz auf die Stutzuhr richtete. Nun erfolgte unfehlbar entweder ein gemessenes Nicken oder ein bedeutendes Schütteln des Hauptes, er ließ die Hand des Kranken los und befahl dann ernst: die Zunge!

Während der Herr Doktor diesem gefährlichen Gliede nähere Betrachtung widmete, ward Wein eingeschenkt und dargereicht, auch huldvoll angenommen. Nun begann der Gestrenge das Examen, wobei ihm wohl ein bedeutungsvolles ‹so, so› oder ‹ei, ei› oder auch ein ‹ganz recht, allerdings› entschlüpfte. Darauf forderte er, nachdem er noch die Medizinflasche mit Augen und Nase geprüft, Papier, Feder und Tinte und verfaßte ein Rezept, das aus der Ferne das Ansehen einer Romanze oder Ode hatte, jedoch gemeiniglich sehr bitteren Inhalts war. Endlich, nachdem er anderweitig strenge Befehle erteilt, empfahl er sich ebenso feierlich und würdevoll, wie er eingetreten – und alle atmeten leichter.»

So behutsam und feierlich ging es freilich nicht immer in einer biedermeierlichen Praxis zu. Über dreißig Mal in den sieben Jahren seiner Spandauer Praxis ist der alte Heim (1747–1834) vom Pferde gestürzt. Achtzig Besuche am Tag hatte er in Berlin zu machen, zu Fuß, treppauf und treppab, ein geplagter Doktor, ewig beansprucht, einer, der eben nicht – wie der geringste Holzhauer – nach getaner Arbeit seine Tür schließen durfte, ein Mann vielmehr, der sich immerfort mit seinen Kutschern zu streiten hatte, sich mit den Pferden abquälen mußte und seine liebe Not mit den Plackereien des Alltags hatte, mit all seinen Eigenheiten und allen Absonderlichkeiten.

So wird uns der Alltag des «alten Heim» geschildert. «Er kam in das Empfangszimmer so, wie er dem Bette entstiegen war, und während der ganzen Zeit, in der die Kranken erschienen, examiniert und abgefertigt wurden, machte er mit großer Behaglichkeit und Sorgfalt unter beständigem Tabakrauchen seine Toilette. Beim Anziehen halfen ihm die Assistenten oder wer ihm gerade zunächst stand, und niemals vergaß er, sich auf das Verbindlichste zu bedanken.

Mehrmals sagte er mit Lachen, daß selbst der König beim Ankleiden nicht so vornehme Hilfe habe wie er, da wir doch alle Doctores seien, der König aber nur Kammerdiener habe. Gleichzeitig verzehrte er sein höchst frugales Frühstück, trank Kaffee und dazwischen Leinsamentee. Letzterer schmeckte ihm sehr schlecht, wie er oft sagte, aber er trinke ihn aus Dankbarkeit, weil er ihm nach einem bedeutenden Lungenübel so gute Dienste getan habe.

Während er sich nun ankleidete, kamen die verschiedensten Menschen jedes Standes und Geschlechts, aber alle wurden in demselben Kostüm empfangen und mit derselben Leichtigkeit und Höflichkeit abgefertigt. Manche Dame, mancher vornehme Herr, erschrak, wenn der alte Heim in seinem ledernen Unterkleide und im Hemd vor ihm stand; aber was bei einem andern unzart gewesen wäre, das kleidete ihn, und gewiß verließ ihn keiner, ohne das angenehmste Bild seiner Persönlichkeit mitzunehmen, denn alle, denen er zusprach, bezauberte seine echte Herzlichkeit, sein entschiedener Rat...

Es hatte das Kurieren bei ihm etwas Feldherrnartiges: ist der wichtigste Punkt der Position gewonnen, so fällt alles andere nach, und der Sieg folgt wie von selbst. Darum nannte ihn auch Fürst Blücher so treffend seinen Kollegen.»

Leiden erleichtern

(Heilkunst und Lebenskunde bei Hufeland)

«Alle Krankheitsheilungen werden durch die Natur bewirkt; die Kunst ist nur ihr Gehilfe, und heilt nur durch sie.

So wie der äußeren Erscheinung jeder Krankheit ein innerer krankhafter Zustand des organischen Lebens, ein innerer Krankheitsprozeß, zum Grunde liegt und ihr Dasein allein bedingt, ebenso liegt jeder äußeren Heilung ein innerer Heilungsprozeß – eine Tätigkeit des organischen Lebens zur Umänderung und Zurückführung des abnormen Zustandes in den normalen – zum Grunde und macht sie ganz allein möglich.

Dies gilt von allen Krankheiten ohne Ausnahme. In den sichtbaren (sogenannten chirurgischen) Krankheiten zweifelt kein Mensch daran. Jeder Chirurg gibt zu, daß er es nicht ist, der einen Beinbruch, eine Wunde, ein Geschwür heilt, sondern daß es die Natur- (Lebens-)Kraft ist, welche durch die bewundernswürdigen Operationen der Exsudation, Konglutination, Suppuration, Ausstoßung des Verdorbenen und Regeneration dieses Geschäft eigentlich bewirkt, und daß er nur das dabei tut, diese Operationen regelmäßig und zweckmäßig zu leiten und ihre Hindernisse zu entfernen. – Aber ganz dasselbe gilt auch von den innerlichen, unsern Sinnen in ihren innern Verhältnissen entzogenen Krankheiten, nur mit dem Unterschiede, daß wir dabei diese Heilungsoperationen der Umänderung, der Ausscheidung des Verdorbenen, der Regeneration und Gleichgewichts-Wiederherstellung nicht mit unsern Augen sehen können. Und dies ist nicht etwa bloß bei den akuten (mit mehr aufgeregtem Leben), sondern auch bei den chronischen der Fall, nur weniger schnell, weniger entscheidend. Bei leichten Fällen sehen wir es täglich, daß die Wiederherstellung ohne alle Hilfe der Kunst erfolgt, aber auch bei schweren, ja bei den schwersten.

Am allersichtbarsten zeigt sich diese innere Heilkraft in jenen wunderbaren, durch sie allein oft ganz unerwartet und höchst überraschend bewirkten Umänderungen, Krisen, Metaschematismen, Metastasen, die oft mit einem Male eine schwere, lange, allen Kunstmitteln widerstehende Krankheit gänzlich aufheben oder umändern. Der Kranke, den wir noch abends dem Tode geweiht glauben, bekommt in der Nacht einen reichlichen Schweiß, und wir finden ihn früh außer aller Gefahr. In einer schweren hitzigen Krankheit, die wir vergebens mit unseren Mitteln bekämpfen, entsteht plötzlich ein Abszeß an einem äußeren Teile, und die Krankheit ist gehoben. Ja, was der Heilkraft der Natur die Krone aufsetzt, ist ihr Sieg über die verschiedensten, entgegengesetztesten, oft unvernünftigsten Heilmethoden. – Sehen wir nicht täglich, daß auf dem Lande, selbst ohne alle Hilfe und bei der unsinnigsten Behandlung Menschen gesund werden? Und selbst bei der künstlichen Behandlung bin ich längst zu der Überzeugung gekommen, daß von allen geheilten Kranken der größte Teil zwar unter Beistand des Arztes, aber nur der bei weitem kleinste Teil durch seinen Beistand allein geneset ...

Eine Medizin, welche in diesem Sinne die Natur umfaßt, welche in allem, was sie tut, das höhere Gesetz des Lebens und der Naturselbsttätigkeit anerkennt und achtet, welche nicht sich als das *Agens*, sondern nur als ein *Werkzeug* dieser innern Heilung betrachtet, welche die Anzeigen zu ihrem Eingreifen nur aus den Bedürfnissen und Anforderungen der kranken Natur erkennt und darnach bestimmt, welche alles, was im Organismus vorgeht, sowohl Krankheit, als ihre eigene Heilungsoperation und die Wirkung der Arzneimittel, lebendig und als Lebensaktionen auffaßt, genug, welche selbst im Leben lebt, und, so wie sie alles, was lebt, durch das Leben zu einer höhern Sphäre des Daseins erhoben erkennt, also auch sich selbst und ihr Wirken nur in dieser Sphäre bewegt, und so eins mit der heilenden Natur selbst wird, – eine solche Medizin nenne ich *Physiatrik*. – Gewöhnlich versteht man unter diesem Wort die Naturheilung. Ich verstehe darunter die *darauf gegründete* Heilkunst. – Sie ist die einzig wahre, auf die ewigen Gesetze der Natur gegründete *Heilkunst!* Sie ist es, welche von *Hippokrates* an immer das Ideal der wahren Iatriker war und, durch alle Wechsel der Schulsysteme hindurch, in den echten Praktikern geblieben ist! Sie ist es, zu welcher ich mich bekenne und von jeher bekannt habe ...

Dies ist die Bestimmung der Heilkunst und zugleich ihrer Grenzen. Der Arzt soll nicht ‹magister›, sondern ‹minister naturae› sein, ihr Diener oder vielmehr ihr Gehilfe, Alliierter, Freund. Hand in Hand mit ihr soll er gehen, und das große Werk vollbringen, nie vergessend, daß nicht Er, sondern Sie es ist, die es tut, sie achtend, immer im Auge habend und am wenigsten störend in sie eingreifend.»

Die Verhältnisse des Arztes

«Der Trieb dem Leidenden zu helfen, war die erste Quelle der Heilkunst, und noch jetzt muß er es bleiben, wenn die Kunst rein und edel und für den Künstler, so wie für die Menschheit, wahrhaft beglückend sein soll.

Leben für Andere, nicht für sich, das ist das Wesen seines Berufs. Nicht allein Ruhe, Vorteile, Bequemlichkeiten und Annehmlichkeiten des Lebens, sondern Gesundheit und Leben selbst, ja, was mehr als dies alles ist, Ehre und Ruhm, muß er dem höchsten Zwecke, Rettung des Lebens und der Gesundheit anderer, aufopfern...

Wehe dem Arzte, der Ehr- oder Gelderwerb zum Ziel seines Strebens macht! Er wird im ewigen Widerspruche mit sich selbst und seinen Pflichten stehen; er wird seine Hoffnungen ewig getäuscht und sein Streben nie befriedigt finden und zuletzt einen Beruf verwünschen, der ihn nicht lohnt – weil er seinen wahren Lohn nicht kennt.»

«Nicht bloß heilen, sondern auch bei unheilbaren Krankheiten das *Leben erhalten* und *Leiden erleichtern,* ist die Pflicht und ein großes Verdienst des Arztes. Wie sehr fehlen daher diejenigen, welche bei mangelnder Aussicht zur Heilung verdrießlich oder untätig werden und ihre Kranken vernachlässigen oder verlassen! Es ist wahr, das Interesse des Künstlers kann sich dabei verlieren, aber das weit höhere des Menschen muß bleiben, ja noch steigen. Gewiß, der Hoffnungslose, der ohne Aussicht auf Rettung an peinlichen Schmerzen und Drangsalen Leidende, hat noch größern Anspruch auf unser Mitleid als der, dem die Aussicht auf Rettung alle Leiden ertragen hilft und in solchen Fällen das Leben erträglich machen, die schwache Hoffnung, die selbst der Elendste so gern ergreift, nähren, und, wenn nicht Helfer, doch Tröster sein, ist ein schönes, dem fühlenden Herzen wohltuendes Geschäft. Überdies sind wir ja viel zu kurzsichtig, um immer mit Gewißheit entscheiden zu können, daß keine Hilfe mehr möglich sei. Es können noch im Verlaufe der Krankheit günstige innere Revolutionen oder äußere Einflüsse eintreten, die der Sache eine andere Wendung geben oder der Kunst Gelegenheit verschaffen, noch mit Success einzugreifen. – Ja, ich halte es für die Praxis für eine der wichtigsten Regeln: *Nie die Hoffnung, nie den Mut zu verlieren.* Hoffnung erzeugt Ideen, erhebt den Geist zu neuen Ansichten und neuen Versuchen und kann selbst das Unmöglichscheinende möglich machen. Wer nicht mehr hofft, denkt auch nicht mehr, Apathie und Geisteslähmung sind unausbleibliche Folgen, und der Kranke muß notwendig sterben, weil der Helfer schon gestorben ist. – Selbst im Tod soll der Arzt den Kranken nicht verlassen; noch da kann er sein großer Wohltäter werden, und, wenn nicht retten, doch das Sterben erleichtern.

Das Leben der Menschen zu erhalten und wo möglich noch zu verlängern, ist das höchste Ziel der Heilkunst, und jeder Arzt hat geschworen, nichts zu tun, wodurch das Leben eines Menschens verkürzt werden könnte. – Dieser Punkt ist von großem Gewichte, und er gehört zu denen, von welchen nicht eine Linie breit abgewichen werden darf, ohne die Gefahr unabsehbaren Unglücks hervorzubringen. Aber wird er auch immer mit gehöriger Gewissenhaftigkeit und Schärfe erwogen? – Wenn ein Kranker von unheilbaren Übeln gepeinigt wird, wenn er sich selbst den Tod wünscht, wenn Schwangerschaft Krankheit und Lebensgefahr erzeugt, wie leicht kann da, selbst in der Seele des Bessern, der

Gedanke aufsteigen: Sollte es nicht erlaubt, ja sogar Pflicht sein, jenen Elenden etwas früher von seiner Bürde zu befreien oder das Leben der Frucht dem Wohle der Mutter aufzuopfern? – So viel Scheinbares ein solches Raisonnement für sich hat, so sehr es selbst durch die Stimme des Herzens unterstützt werden kann, so ist es doch falsch, und eine darauf gegründete Handlungsweise würde im höchsten Grade unrecht und strafbar sein. Sie hebt geradezu das Wesen des Arztes auf. Er soll und darf nichts anderes tun, als Leben zu erhalten; ob es ein Glück oder Unglück sei, ob es Wert habe oder nicht, dies geht ihn nichts an, und maßt er sich einmal an, diese Rücksicht mit in sein Geschäft aufzunehmen, so sind die Folgen unabsehbar, und der Arzt wird der gefährlichste Mensch im Staate; denn ist einmal die Linie überschritten, glaubt sich der Arzt einmal berechtigt, über die Notwendigkeit eines Lebens zu entscheiden, so braucht es nur stufenweiser Progressionen, um den Unwert und folglich die Unnötigkeit eines Menschenlebens auch auf andere Fälle anzuwenden.»

Das Leben zu hegen und zu pflegen
(Goethe als Seelenarzt)

«Der Trieb, das Leben zu hegen und zu pflegen, ist einem jeden unverwüstlich eingeboren, die Eigentümlichkeit desselben jedoch bleibt uns und andern ein Geheimnis.» *(1822)*

Goethe als Seelenarzt

Am 2. November 1778 schrieb Goethe an Johann Friedrich Krafft: «Ich weiß im ganzen Umfang, was das heißt: sich das Schicksal eines Menschen mehr zu den übrigen Lasten auf den Leib zu binden. Aber Sie sollen nicht zu Grunde gehen!

Dem, der sich mit den Wellen herumarbeitet, ist's wohl der schlimmste Herzensstoß, wenn der Willige am Ufer nicht Kräfte genug hat, alle zu retten, die der Sturm gegen seine Küste treibt. Wenn der, dem ein Menschengeschöpf die reichste Beute des Strandrechts wäre, mit wenigen sich begnügen und die andern untergehen sehn muß. In der Vorstellung, die ich mir von Ihnen mache, glaub' ich mich nicht zu betrügen, und was mir am wehsten tut, ist, daß ich einem Mann, der so genügsam verlangt, weder Hülfe noch Hoffnungen geben kann.

Um diesen Teich, den ein Engel nur selten bewegt, harren Hunderte viele Jahre her, nur wenige können genesen, und ich bin der Mann nicht, zwischen der Zeit zu sagen: Steh' auf und wandle. Nehmen Sie das wenige, das ich Ihnen geben kann, als ein Brett, das ich Ihnen in dem Augenblicke zuwerfe, um Zeit zu gewinnen.

Ich weiß, daß den Menschen von zitternder Nerve eine Mücke irren kann und daß dagegen kein Reden hilft. Der Wunsch, Gutes zu tun, ist ein kühner, stolzer Wunsch; man muß schon sehr dankbar sein, wenn einem ein kleiner Teil davon gewährt wird.

Gewohnt, jeden Tag zu tun, was die Umstände erfordern, was mir meine Einsichten, Fähigkeiten und Kräfte erlauben, bin ich unbekümmert, wie lange es dauern mag und erinnere mich fleißig jenes Weisen, der auch drei wohlgenutzte Stunden für hinreichend erklärt hat.

Fassen Sie wieder Fuß auf der Erde! Man lebt nur einmal. Das Muß ist hart, aber beim Muß kann der Mensch allein zeigen, wie's inwendig mit ihm steht. Willkürlich leben kann jeder.

Nehmen Sie diese Tropfen Balsams aus der kompendiösen Reiseapotheke des dienstfertigen Samariters, wie ich sie gebe. Möge ich doch imstande sein, Ihren trüben Zustand nach und nach aufzuhellen und Ihnen eine beständige Heiterkeit zu erhalten.»

Aus «Wilhelm Meisters Lehrjahre» (7, 6)

«Die Menschen, die das ganze Jahr weltlich sind, bilden sich ein, sie müßten zur Zeit der Not geistlich sein; sie sehen alles Gute und Sittliche wie eine Arznei an, die man mit Widerwillen zu sich nimmt, wenn man sich schlecht befindet: sie sehen in einem Geistlichen, einem Sittenlehrer nur einen Arzt, den man nicht geschwind genug aus dem Hause los werden kann.

Ich aber gestehe gern, ich habe vom Sittlichen den Begriff von einer Diät, die eben nur dadurch Diät ist, wenn ich sie zur Lebensregel mache, wenn ich sie das ganze Jahr nicht außer acht lasse.»

Was ist denn Tugend? fragt Goethe, und seine Antwort lautet: «Was ist Tugend? Ein schöner Name für das einfachste Ding: Gesundheit!»

Aber alle Arzneien halfen ihm nichts
(«Der geheilte Patient» bei Johann Peter Hebel)

«Reiche Leute haben trotz ihrer gelben Vögel doch manchmal auch allerlei Lasten und Krankheiten auszustehen, von denen gottlob der arme Mann nichts weiß; denn es gibt Krankheiten, die nicht in der Luft stecken, sondern in den vollen Schüsseln und Gläsern, und in den weichen Sesseln und seidenen Betten, wie jener reiche Amsterdamer ein Wort davon reden kann. Den ganzen Vormittag saß er im Lehnsessel und rauchte Tabak, wenn er nicht zu träge war, oder hatte Maulaffen feil zum Fenster hinaus, aß aber zu Mittag doch wie ein Drescher, und die Nachbarn sagten manchmal: ‹Windet's draußen, oder schnauft der Nachbar so?›

Den ganzen Nachmittag aß und trank er ebenfalls bald etwas Kaltes, bald etwas Warmes, ohne Hunger und ohne

Appetit, aus lauter Langeweile bis an den Abend, also, daß man bei ihm nie recht sagen konnte, wo das Mittagessen aufhörte und wo das Nachtessen anfing. Nach dem Nachtessen legte er sich ins Bett und war so müd, als wenn er den ganzen Tag abgeladen oder Holz gespalten hätte.

Davon bekam er zuletzt einen dicken Leib, der so unbeholfen war wie ein Maltersack. Essen und Schlaf wollte ihm nimmer schmecken, und er war lange Zeit, wie es manchmal geht, nicht recht gesund und nicht recht krank. Wenn man aber ihn selber hörte, so hatte er 365 Krankheiten, nämlich alle Tage eine andere. Alle Ärzte, die in Amsterdam sind, mußten ihm raten. Er verschluckte ganze Feuereimer voller Mixturen, und ganze Schaufeln voll Pulver, und Pillen wie Enteneier so groß, und man nannte ihn zuletzt scherzweise nur die zweibeinige Apotheke.

Aber alle Arzneien halfen ihm nichts, denn er folgte nicht, was ihm die Ärzte befahlen, sondern sagte: ‹Fouder, wofür bin ich ein reicher Mann, wenn ich soll leben wie ein Hund, und der Doktor will mich nicht gesund machen für mein Geld?›

Endlich hörte er von einem Arzt, der 100 Stund weit weg wohnte, der sei so geschickt, daß die Kranken gesund werden, wenn er sie nur recht anschaue, und der Tod geh ihm aus dem Weg, wo er sich sehen lasse. Zu dem Arzt faßte der Mann ein Zutrauen und schrieb ihm seinen Umstand. Der Arzt merkte bald, was ihm fehle, nämlich nicht Arznei, sondern Mäßigkeit und Bewegung, und sagte: ‹Wart' dich will ich bald kuriert haben!›

Deswegen schrieb er ihm ein Brieflein folgenden Inhalts: ‹Guter Freund, Ihr habt einen schlimmen Umstand, doch wird Euch zu helfen sein, wenn Ihr folgen wollt. Ihr habt ein bös Tier im Bauch, einen Lindwurm mit sieben Mäulern. Mit dem Lindwurm muß ich selber reden, und Ihr müßt zu mir kommen. Aber fürs erste so dürft Ihr nicht fahren oder auf dem Rößlein reiten, sondern auf des Schuhmachers Rappen, sonst schüttelt Ihr den Lindwurm, und er beißt Euch die Eingeweide ab, sieben Därme auf einmal ganz entzwei. Fürs andere dürft Ihr nicht mehr essen, als zweimal des Tages einen Teller voll Gemüs, mittags ein Bratwürstlein dazu und nachts ein Ei und am Morgen ein Fleischsüpplein mit Schnittlauch drauf. Was ihr mehr eßet, davon wird nur der Lindwurm größer, also daß er Euch die Leber erdrückt, und der Schneider hat Euch nimmer viel anzumessen, aber der Schreiner. Dies ist mein Rat, und wenn Ihr mir nicht folgt, so hört Ihr im andern Frühjahr den Gukuk nimmer schreien. Tut, was Ihr wollt!›

Als der Patient so mit ihm reden hörte, ließ er sich sogleich den anderen Morgen die Stiefel salben und machte sich auf den Weg, wie ihm der Doktor befohlen hatte. Den ersten Tag ging es so langsam, daß wohl eine Schnecke hätte können sein Vorreiter sein, und wer ihn grüßte, dem dankte er nicht, und wo ein Würmlein auf der Erde kroch, das zertrat er. Aber schon am zweiten und am dritten Morgen kam es ihm vor, als wenn die Vögel schon lange nimmer so lieblich gesungen hätten wie heut, und der Tau schien ihm so frisch und Kornrosen im Feld so rot, und alle Leute, die ihm begegneten, sahen so freundlich aus, und er auch, und alle Morgen, wenn er aus der Herberge ausging, war's schöner, und er ging leichter und munterer dahin, und als er am 18. Tage in der Stadt des Arztes ankam und den anderen Morgen aufstand, war es ihm so wohl, daß er sagte: ‹Ich hätte zu keiner ungeschickteren Zeit können gesund werden als jetzt, wo ich zum Doktor soll. Wenn's mir doch nur ein wenig in den Ohren brauste oder das Herzwasser lief mir!›

Als er zum Doktor kam, nahm ihn der Doktor bei der Hand und sagte ihm: ‹Jetzt erzählt mir denn noch einmal von Grund aus, was Euch fehlt›. Da sagte er: ‹Herr Doktor, mir fehlt gottlob nichts, und wenn Ihr so gesund seid wie ich, so soll's mich freuen›. Der Doktor sagte: ‹Das hat Euch ein guter Geist geraten, daß Ihr meinem Rat gefolgt habt. Der

Lindwurm ist jetzt abgestanden. Aber Ihr habt noch Eier im Leib, deswegen müßt Ihr wieder zu Fuß heimgehen und daheim fleißig Holz sägen, daß niemand sieht, und nicht mehr essen, als Euch der Hunger ermahnt, damit die Eier nicht ausschlüpfen, so könnt Ihr ein alter Mann werden›, und lächelte dazu.

Aber der reiche Fremdling sagte: ‹Herr Doktor, Ihr seid ein feiner Kauz, und ich versteh Euch wohl›, und hat nachher dem Rat gefolgt und 87 Jahre, 4 Monate, 10 Tage gelebt, wie ein Fisch im Wasser so gesund, und hat alle Neujahr dem Arzt 20 Dublonen zum Gruß geschickt.»

Und so ist die Gesundheit gesegnet
(Aus der «Mappe meines Urgroßvaters» bei Stifter)

Erzählt wird die Geschichte, wie ein junger Arzt von der Hohen Schule zu Prag kommt und nun in seine heimatlichen Wälder wandert. Dort in Prag hatte er sich jahrelang der «Heilwissenschaft» gewidmet und trug nun ein Pergament in seinem Ranzen, das ihn zum «Doktor der hohen Kunst» ernannt und damit einverleibt hatte in die «Zunft der Heilmänner».

Viele Tage wandert so der junge Doktor durch den Böhmerwald, um sich schließlich «bleibend anzusiedeln und den Menschen Gutes zu tun», um «zu wirken und denen, die da leben, Wohltaten zu erweisen».

So geht er denn einfach dort hin, wohin die Kranken ihn rufen, geht viele Wege, «durch den Wald, durch den Taugrund, durch die Weidebrüche und die ebenen Felder hinunter». Um ihn und seine Kranken stehn viele Menschen, die noch nie einen Arzt gesehen, und sie sprechen mit ihm, und er redet mit ihnen. Sie gewinnen Vertrauen zu ihm und fragen ihn «auch bei anderen Dingen als bei Krankheiten um

Rat». Er geht alle Tage seiner Wege, es blüht und reift alles rund herum, und so ist «die Gesundheit gesegnet»!

Mehr und mehr lernt der junge Arzt die Gebote der Naturdinge kennen und jene universelle Gesetzlichkeit: «daß Gott in die großen Zusammensetzungen der Stoffe unser Heil gelegt hat». So denkt er auch über sein Amt, die Heilkunst, und lernt immer mehr, daß «Zustimmungen zu unserem Körper aus der Eintracht aller Dinge jede Stunde, jede Minute in unser Wesen zittern, und es erhalten».

So vergeht dem Arzt die Zeit, und es wandeln sich die Jahre, und es reifen die Erfahrungen. Er hat Rat gegeben und Rat empfangen und viel von den menschlichen Schicksalen in der Welt erfahren: «wie sie hier leben, wie sie dort leben, wie sie hier Freunde haben und dort leiden und hoffen. Und überall schlagen allerlei Herzen und blicken allerlei Augen», und jedes sucht sich seinen Wohnplatz, seine Heimat und sein Heil.

Umgang mit Schmerz

Der Schmerz erinnert uns wie nichts anderes in der Welt an unser lebenlanges und einmal endgültiges Kranksein zum Tode. Der Tod ist denn auch eines der verwunderlichsten Phänomene unseres abenteuerlichen Lebens. Das Erleben des Sterbens, es ist zu allen Zeiten und in allen Kulturen als das äußerste, das wichtigste Erlebnis des Lebens erfahren worden.

Der Umgang mit Schmerz erweist sich als ein Prüfstein der Wirklichkeit, als ein Hinweis auch auf unser aller Schicksal. Dies gilt auch da noch, wo Schmerz und Tod als eine Angelegenheit der anderen, der Herumstehenden oder Hinterbliebenen erscheinen. «Hinter der fremden Backe schmerzt kein Zahn», meint – wohl zu Unrecht – ein russisches Sprichwort.

Vor diesem äußersten Phänomen des Lebens sind wir nicht nur ratlos, sondern auch sprachlos geblieben. Vor diesem Leiden und Sterben, vor dem eigenen und unser aller Tod, gilt genau das, was Hölderlin «ein Zeichen» genannt hat: «Ein Zeichen sind wir, deutungslos, schmerzlos sind wir und haben fast die Sprache in der Fremde verloren.»

Der Tod hat nur noch sein halbes Grauen
(Vom «Äther gegen den Schmerz» bei Dieffenbach)

«Der schöne Traum, daß der Schmerz von uns genommen, ist zur Wirklichkeit geworden. Der Schmerz, dies höchste Bewußtwerden unserer irdischen Existenz, diese deutlichste Empfindung der Unvollkommenheit unseres Körpers, hat sich beugen müssen vor der Macht des menschlichen Geistes, vor der Macht des Ätherdunstes. Wohin wird, oder wohin kann diese große Entdeckung noch führen? Durch sie ist die halbe Todesbahn zurückgelegt, der Tod hat nur noch sein halbes Grauen...

An die Stelle des unerschütterlichen Vertrauens von Seiten des Kranken zu der Kunst des Arztes ist das Vertrauen zu der Ätherbetäubung getreten. Der Kranke fragt jetzt weniger danach, wer ihn operiert, ob gut oder minder gut, er ist gleichsam abwesend oder die dritte Person dabei. Der bisherige Standpunkt des Arztes ist dadurch verrückt.

Hatte er sonst einen Kranken vor sich, so hat er jetzt zwei. Einen, welchen er operieren will, und einen zweiten, welcher innerlich so krank zu sein scheint, daß er ihm nicht mit allerlei Arzneimitteln zu Hülfe kommen möchte. Er muß sich Gewalt antun, um sich zu überzeugen, daß er ihn selbst in diesen Zustand versetzt habe, und zwar zu des Kranken und seiner eigenen Erleichterung. Dies alles kann er nicht so schnell fassen.

Er steht allein in trauriger Isolierung da. Der Betäubte weiß bei der Operation nichts von seinem Arzte, der Arzt nichts von seinem Kranken. Das Band der wechselseitigen Mitteilung ist zerrissen, der ihn selbst hebende, milde Zuspruch wird nicht vernommen, die Frage nicht beantwortet, es herrscht eine grausige Einsamkeit...

Er fühlt sich unheimlich mächtig über den, der sich im Leben dem Äther, im Scheintode ihm ergeben hat, nicht wie früher aus freier Wahl, sondern aus banger Furcht vor dem Schmerz. Laut- und empfindungslos liegt der freiwillig aus dem Kreis der Lebenden, Empfindungen, Denkenden Herausgetretene mit geschlossenen Augen wie ein sanft Schlummernder da, und in beängstigender Einsamkeit vollendet der Arzt sein Werk.»

Der letzte Befreier des Geistes
(Nietzsches Reflexionen über den Schmerz)

«Ich habe meinem Schmerz einen Namen gegeben»

«Ich habe meinem Schmerz einen Namen gegeben und rufe ihn ‹Hund› – er ist ebenso treu, ebenso zudringlich und schamlos, ebenso unterhaltend, ebenso klug wie jeder andere Hund – und ich kann ihn anherrschen und meine bösen Launen an ihm auslassen: wie es andere mit ihren Hunden, Dienern und Frauen machen.»

«An sich gibt es keinen Schmerz»

«An sich gibt es keinen Schmerz. Es ist nicht die Verwundung, die wehtut; es ist die Erfahrung, von welchen schlimmen Folgen eine Verwundung für den Gesamt-Organismus sein kann, welche in Gestalt jener tiefen Erschütterung redet, die Unlust heißt (bei schädigenden Einflüssen, welche der älteren Menschheit unbekannt geblieben sind, z. B. von seiten neu kombinierter giftiger Chemikalien, fehlt auch die Aussage des Schmerzes – und wir sind verloren).

Im Schmerz ist das eigentlich Spezifische immer die lange Erschütterung, das Nachzittern eines schreckenerregenden Schocks im zerebralen Herde des Nervensystems – man leidet eigentlich *nicht* an der Ursache des Schmerzes (irgendeiner Verletzung z. B.), sondern an der langen Gleichgewichtsstörung, welche infolge jenes Schocks eintritt. Der Schmerz ist eine Krankheit der zerebralen Nervenherde, – die Lust ist durchaus keine Krankheit.»

Gegen den Kult des Leidens

«Es gibt heute fast überall in Europa eine krankhafte Empfindlichkeit und Reizbarkeit für Schmerz, insgleichen eine widrige Unenthaltsamkeit in der Klage, eine Verzärtlichung, welche sich mit Religion und philosophischem Krimskrams zu etwas Höherem aufputzen möchte – es gibt einen förmlichen Kultus des Leidens. Die Unmännlichkeit dessen, was in solchen Schwärmerkreisen ‹Mitleid› getauft wird, springt, wie ich meine, immer zuerst in die Augen. – Man muß diese neueste Art des schlechten Geschmacks kräftig und gründlich in den Bann tun.»

Mysterien im Schmerz

«Den Griechen war das geschlechtliche Symbol das ehrwürdige Symbol an sich, der eigentliche Tiefsinn innerhalb der ganzen antiken Frömmigkeit. Alles einzelne im Akt der Zeugung, der Schwangerschaft, der Geburt erweckte die höchsten und feierlichsten Gefühle. In der Mysterienlehre ist der Schmerz heilig gesprochen: die ‹Wehen der Gebärerin› heiligen den Schmerz überhaupt, – alles Werden und Wachsen, alles Zukunft-Verbürgende *bedingt* den Schmerz... Damit es die ewige Lust des Schaffens gibt, damit der Wille zum Leben sich ewig selbst bejaht, *muß* es auch ewig die ‹Qual der Gebärerin› geben.»

«Erst der große Schmerz...»

«Und was mein langes Siechtum angeht, verdanke ich ihm nicht unsäglich viel mehr als meiner Gesundheit? Ich verdanke ihm eine höhere Gesundheit, eine solche, welche stärker wird von allem, was sie nicht umbringt! – Ich verdanke ihm auch meine Philosophie... Erst der große Schmerz ist der letzte Befreier des Geistes, als der Lehrmeister des großen Verdachts, der aus jedem U ein X macht, ein echtes rechtes X, das heißt den vorletzten Buchstaben vor dem letzten... Erst der große Schmerz, jener lange langsame Schmerz, der sich Zeit nimmt, in dem wir gleichsam wie mit grünem Holze verbrannt werden, zwingt uns Philosophen, in unsere letzte Tiefe zu steigen und alles Vertrauen, alles Gutmütige, Verschleiernde, Milde, Mittlere, wohinein wir vielleicht vordem unsre Menschlichkeit gesetzt haben, von uns zu tun. Ich zweifle, ob ein solcher Schmerz ‹verbessert›: aber ich weiß, daß er uns vertieft...»

Wir Vergeuder von Schmerzen
(Rainer Maria Rilkes Klage und Anklage)

«Ob Schmerz wohl gut sei? – Das Schwerste, das Langwierigste, das ist zu entsagen: ‹der Kranke› zu werden. Der kranke Hund ist noch Hund, immer. Sind wir noch wir, wenn die unsinnigen Leiden einen gewissen Grad erreicht haben? Man muß ‹der Kranke› werden, muß dieses absurde métier lernen unter den Augen der Ärzte. Das ist eine langwierige Sache. Und ich werde nie geschickt genug sein, um davon zu profitieren. In dieser Sache verliere ich.» *(Brief an eine Freundin)*

«Und ich, der ich ihm nie recht ins Gesicht sehen mochte, lerne, mich mit dem inkommensurablen Schmerz einzurichten, lerne es schwer unter hundert Auflehnungen, und so trüb erstaunt.» *(An Rudolf Kassner)*

«Und ich versprach mir, noch viel mehr zu leiden, als ich gelitten hatte, und lieber in meinem zunehmenden Leid unterzugehen, als daß ich mir anmaßte, die Kräfte sehen zu wollen, die es da tief, tief drinnen über mich beschließen: denn darin liegt ja auch meine Macht, daß ich den heimlichsten Kräften in mir nicht Einhalt tue.»

«... wehe, was nimmt man hinüber? Nicht das Anschaun, das hier langsam erlernte, und kein hier Ereignetes. Keins. Also die Schmerzen. Also vor allem das Schwersein, also der Liebe lange Erfahrung, – also lauter Unsägliches.»

«Sollen nicht endlich uns diese ältesten Schmerzen fruchtbarer werden? Ist es nicht Zeit, daß wir liebend uns vom Geliebten befrein und es bebend bestehn: wie der Pfeil die Sehne besteht, um gesammelt im Absprung *mehr* zu sein als er selbst. Denn Bleiben ist nirgends.»

«Wir, Vergeuder der Schmerzen. Wie wir sie absehn voraus, in die traurige Dauer, ob sie nicht enden vielleicht. Sie aber sind ja unser winterwähriges Laub, unser dunkeles Sinngrün, *eine* der Zeiten des heimlichen Jahres...»

«Und wir, die an *steigendes* Glück denken, empfänden die Rührung, die uns beinah bestürzt, wenn ein Glückliches *fällt*.» *(Duineser Elegien)*

Es wird immer Schmerzen geben
(Karl Jaspers zur «Erfahrung des Äußersten»)

«Es wird immer Schmerzen geben, die stetig ertragen werden müssen», schreibt Karl Jaspers in seiner «Philosophie» (1948). Es gibt freilich auch Schmerzen, die nicht nur unser Leben in Frage stellen, «sondern den Menschen lebend unter sein eigenes Wesen sinken lassen». Es gibt die Vernichtung durch Macht und durch Terror. Es wird immer ein Altern geben im Sinne zunehmender Verkümmerung. Leiden ist nun einmal «Einschränkung des Daseins, Teilvernichtung.»

«Jetzt ergreife ich mein Leiden als das mir gewordene Teil, klage, leide wahrhaftig, verstecke es nicht vor mir selber, lebe in der Spannung des Jasagenwollens und des nie endgültig Jasagenkönnens, kämpfe gegen das Leiden, es einzuschränken, aufzuschieben, aber habe es als ein mir fremdes doch als zu mir gehörig, und gewinne weder die Ruhe der Harmonie im passiven Dulden noch verfalle ich der Wut im dunklen Nichtverstehen. Jeder hat zu tragen und zu erfüllen, was ihn trifft. Niemand kann es ihm abnehmen.»

Karl Jaspers beruft sich hier auf älteste biblische Zeugnisse, so vor allem im Alten Testament, wo die «Erfahrung des Äußersten» geschildert wird und mit einer herzerfrischenden Radikalität auch darauf bestanden wird: So ist es!

«In diesem Äußersten wird gespürt auf eine Weise wie nirgends sonst die Brüchigkeit des menschlichen Wesens, und zugleich, daß in dieser Brüchigkeit das Höchste möglich ist.»

In diesem Umgang mit Schmerzen begegnet uns jene «Erschütterung bis in den Grund, dem erst das eigentliche Menschsein entspringt».

Am Ariadnefaden der Schmerzen
(Weizsäcker zur «Ordnung der Schmerzen»)

«Die Hand macht den Arzt»

«Wenn die kleine Schwester den kleinen Bruder in Schmerzen sieht, so findet sie vor allem Wissen einen Weg: schmeichelnd findet den Weg ihre Hand, streichelnd will sie ihn dort berühren, wo ihm weh tut.

So wird die kleine Samariterin zum ersten Arzt. Ein Vorwissen um eine Urwirkung waltet unbewußt in ihr; es leitet ihren Drang zur Hand und führt die Hand zur wirkenden Berührung. Denn dies ist es, was der kleine Bruder erfahren wird: die Hand tut ihm wohl. Zwischen ihm und seinem Schmerz tritt die Empfindung des Berührt-werdens von schwesterlicher Hand, und der Schmerz zieht sich vor dieser neuen Empfindung zurück. Und so entsteht auch der erste Begriff des Arztes, die erste Technik der Therapie.

Eigentlich steckt hier das Arztsein ganz in der kleinen Hand, das Kranksein ganz in dem schmerzenden Glied, und das wird immer so bleiben... Nicht der Kopf, sondern die Hand macht den Arzt, nicht mein Schmerz, sondern etwas, das schmerzt, macht meine Krankheit.»

Schmerz-Sprache und Organ-Dialekt

«Wohin also wirken die Schmerzen? Zum ersten dahin, daß ich durch den Schmerz erst erfahren kann, was mein ist und was ich alles habe. Daß meine Zehe, mein Fuß, mein Schenkel und von der Erde, auf der ich stehe, bis herauf zu meinem Kopfhaar alles mir gehört, erfahre ich durch Schmerzen, und durch Schmerzen erfahre ich auch, daß ein Knochen, eine Lunge, ein Herz und ein Mark da sind, wo sie sind, und jedes von allen diesen führt seine eigene Schmerzsprache, spricht seinen eigenen ‹Organdialekt›. Daß ich sie alle habe, kann ich freilich auch sonst bemerkt haben, aber der Schmerz lehrt mich allein, wie teuer sie mir sind; den Preis und Wert von jedem einzelnen für mich erfahre ich allein durch Schmerzen, und dieses Gesetz der Schmerzen durchherrscht in gleicher Weise den Preis der Welt und ihrer Dinge für mich. Auch von der Welt kann man fast alles haben, ‹besitzen›, aber die Entscheidung, was mein Eigentum ist, diese große Jurisdiktion der wahren Einverleibung spricht wieder nur das Schwert der Schmerzen.»

Am Ariadnefaden der Schmerzen

«Dem Sitz des Schmerzes in der Lebensordnung müssen wir also nachspüren oder: am Ariadnefaden der Schmerzen ist ein Gefüge der Lebensordnungen aufzuspüren, derer nämlich, welche eine fleischgewordene Wahrheit, die Fleischwerdung einer Wahrheit anzeigen, nämlich einer Lebenswirklichkeit; denn ein Schmerz kann nur dort auftauchen, wo eine echte Zugehörigkeit bedroht, ein echtes Zeugungsopfer gespendet wird. So wird die Wahrnehmung des Schmerzes verwandelt in eine Kritik der Wirklichkeit, in ein Instrument der Scheidung von echt und unecht in der Erscheinung des Lebendigen... Und dort, wo ein Mensch Schmerzen leiden kann, dort ist er wirklich da, dort hat er – wissend darum oder nicht wissend – auch geliebt. So öffnet sich ein Blick ins Weltgefüge; wo Seiendes schmerzfähig ist, da ist es wirklich gefügt, nicht nur ein mechanisches oder räumliches Nebeneinander, sondern ein wirkliches, d. h. lebendiges Miteinander. Und so kommt es zur neuen Stufe unserer Schmerzerkenntnis: es ist ein Gefüge da, eine Ordnung, die nicht schmerzlos gestört werden kann.»

Ist Schmerz auch Lust?

«Daß die Jungfrau verletzt, das wartende Ei vom vordringenden Samen geschürft, die umschließende Erde vom Schößling aufgebrochen, die schützende Hülle von der Knospe gesprengt, daß die Kinder mit Schmerzen geboren werden – all dies zeigt den Schmerz in seiner Umschlingung mit dem Werden, in seiner Umarmung mit der Lust. Nicht aus dem Chaos schafft ja der Mensch die Form, sondern von gestalteter alter Form löst er sich zu neuer Form, zwingt er sein Dasein zur Wandlung. Und dies Lösen von alter Form, dies Hineindrängen zu neuer Form geschieht unter Lust und Schmerz, ja unter Schmerzlust. Schöpferisch geschieht es ihm, der er, nicht selbst Erschaffender, sich doch im Wandel entscheiden muß. Nicht jeder Geschundene wird auch erzogen, aber jeder Erzogene ward auch geschunden. Der Erziehungsschmerz, der im Erziehenden gleichwie im Erzogenen waltet, ist Anzeichen zerbrechender Form, Vorzeichen werdender Form oder der Vernichtung. Zeugungsschmerz und Erziehungsschmerz aber stehen in der Phase des Wandels, darin ein Vergehen oder Sein werden soll.»

Schmerz – eine schlafende Ordnung

«Ist ein Arzt also ein zu den Schmerzen sich Hinwendender, dann ist seine Ordnung die Ordnung der Schmerzen und nicht die Ordnung der Größen oder der Werte.

Aber die Ordnung der Schmerzen geht überdies quer durch die der Natur, des Geistes, der Werte hindurch. Sie ist eine Ordnung in allem Sein, aber sie ist so lange unsichtbar, als der Schnitt nicht trennt, als der Schmerz nicht entbrannt ist: diese Ordnung ist eine schlafende Ordnung. So spüren und entdecken wir ja unser Organ, sei es Magen oder Herz, oft erst, wenn es schmerzt, so wissen wir um den vollen Sinn und Wert eines Gliedes erst, wenn es amputiert wird. So holt der Schmerz ein Inneres und Unteres erst herauf ans Licht des Bewußtseins und jene unsichtbare schlafende Ordnung ist also eine geheime und eine innere Tiefe des Daseins, die aber sichtbar werden kann...

Ist es die Ordnung der Natur, des Geistes, der Seele? Ist sie Gesetz oder Person? Notwendig oder frei? Läßt sich die Antwort auf diese Frage denkend ergründen? – Es muß die Ordnung des lebendigen Zusammenhanges alles Lebendigen sein; das Leben ist gegliedert in seine Schmerzfähigkeit, hängt mit den Gelenken einer Schmerzordnung in sich zusammen.»

Nenne mir dein Verhältnis zum Schmerz
(«Der Schmerz als Maßstab» bei Ernst Jünger)

Schlüssel zur Welt

«Es gibt einige große und unveränderliche Maße, an denen sich die Bedeutung des Menschen erweist. Zu ihnen gehört der Schmerz; er ist die stärkste Prüfung innerhalb jener Kette von Prüfungen, die man als das Leben zu bezeichnen pflegt. Eine Betrachtung, die sich mit dem Schmerze beschäftigt, ist daher wohl unpopulär; sie ist jedoch nicht nur an sich aufschlußreich, sondern beleuchtet zugleich eine Reihe von Fragen, mit denen wir uns in dieser Zeit beschäftigen. Der Schmerz gehört zu jenen Schlüsseln, mit denen man nicht nur das Innerste, sondern zugleich die Welt erschließt. Wenn man sich den Punkten nähert, an denen der Mensch sich dem Schmerze gewachsen oder überlegen zeigt, so gewinnt man Zutritt zu den Quellen seiner Macht und zu dem Geheimnis, das sich hinter seiner Herrschaft verbirgt. Nenne mir Dein Verhältnis zum Schmerz, und ich will Dir sagen, wer Du bist!

Der Schmerz als Maßstab ist unveränderlich; veränderlich dagegen ist die Art und Weise, in der sich der Mensch diesem Maßstabe stellt. Mit jedem bedeutenden Wechsel der Grundstimmung ändert sich auch das Verhältnis, das der Mensch zum Schmerze besitzt. [...]»

Mahlwerk des Schmerzes

«Nichts ist uns gewisser und mehr vorherbestimmt als eben der Schmerz; er gleicht einem Mahlwerk, das das ausspringende Korn in feineren und tieferen Gängen erreicht, oder dem Schatten des Lebens, dem man sich durch keinen Vertrag entziehen kann. [...]»

Ökonomie der Schmerzen

«Kein Anspruch ist jedoch gewisser als der, den der Schmerz an das Leben besitzt. Wo an Schmerz gespart wird, stellt sich das Gleichgewicht nach den Gesetzen einer ganz bestimmten Ökonomie wieder her, und man kann unter Abwandlung eines bekannten Wortes von einer ‹List des Schmerzes› sprechen, die ihr Ziel auf allen Wegen erreicht. Wenn man daher den Zustand eines breiten Behagens vor Augen sieht, darf man ohne weiteres fragen, wo die Last getragen wird. Man wird in der Regel nicht weit zu gehen haben, um den Schmerz aufzuspüren, und so finden wir auch hier selbst den Einzelnen mitten im Genusse der Sicherheit nicht völlig von ihm befreit. Die künstliche Abschnürung von den Elementarkräften vermag zwar die groben Berührungen zu verhindern und die Schlagschatten zu bannen, nicht aber das zerstreute Licht, mit dem der Schmerz dafür den Raum zu erfüllen beginnt. Das Gefäß, das dem vollen Zustrom verschlossen ist, wird tropfenweis gefüllt. So ist die Langeweile nichts anderes als die Auflösung des Schmerzes in der Zeit. [...]»

Ich konnte in mich hineinsehen
(Erfahrungen auf der Intensivstation)

«Sollte ein Katheter, von der Leiste durch die Aorta eingeführt ins Herz, dessen poröse Wand durchstoßen, sei dies zwar ein Fehler des Operateurs, doch die auftretende Blutung schade kaum; sollte die Spitze des Katheters die Herzwand berühren, reagiere der Muskel mit einer Kontraktion außer der Regel. In beiden Fällen komme der Patient mit dem Schrecken davon.

Alle diese Beruhigungen beruhten ohne Zweifel auf Erfahrung, sagte ich mir; nun sollte ich die meine machen. Ich lag in der Münchener Universitätsklinik auf dem Operationstisch und verfolgte auf den Monitoren den Weg der dünnen, mit dem Köpfchen stoßenden Schlange quer durch meinen Körper, der sich in helle und dunkle Felder auflöste. Mit dem künstlichen Reptil, das durch die Ader, die auf den Bildschirmen unsichtbar blieb, in einer Schleife auf das Herz, *mein* Herz, zustieß, war mir eine Kontrastflüssigkeit eingespritzt worden, die mich in einer Woge von der Fußsohle bis zu den Haarwurzeln erhitzte und von dem sich immer deutlicher abzeichnenden Muskel pumpend aufgenommen wurde.

Mir schien, als halte die Schlange, bebend vor Ungeduld, vor der Herzpforte inne. Ich starrte auf das Bild, das durch Fleisch und Haut hindurch gesendet wurde, und empfand, was mich noch im nachhinein erstaunt, nicht den geringsten Anflug von Angst, sondern eine heitere, beinahe belustigte Aufmerksamkeit hatte mich erfaßt. Ich konnte in mich hineinsehen! Ich betrachtete mein Herz und das, was vielleicht meine Seele war. Dies alles wurde durchwandert und geteilt von einem Fremdkörper, einer neugierigen Sonde, die gleich in jenen Raum eindringen würde, der uns, weil von ihm allein Leben ausgeht, als unberührbar und heilig gilt: das Herz.

Von der Hand des Arztes geführt, stieß der Katheter in den gleichmäßig arbeitenden Muskel, und es ereignete sich das, worauf man mich vorbereitet hatte: Der Schlangenkopf berührte die Herzwand. Unvermittelt zog sich der dunkle Rand zusammen. Zur gleichen Zeit spürte ich's; nicht als Schrecken oder als Schlag: Die Schlange kitzelte mein Innerstes, und dieses ganz und gar neue Gefühl verbreitete sich als Gelächter in mir, entfaltete eine weit erregtere Hitze als zuvor die Kontrastflüssigkeit. Es war ein inwendiges Lachen, in dem Glück und Angst sich vereinten, ein kardialer Orgasmus. Ich hatte Mühe – den Katheter in der Arterie, unterm

Licht der Operationslampe und angesichts der Monitoren –, nicht in ein Gelächter auszubrechen, das womöglich die Ader zerrissen hätte. Also hielt ich das wunderbare Lachen in mir...

... Während das Lachen von der Herzwand ausging, mich inwendig erfaßte, hatte ich den Eindruck, ich könnte mich in allen Schichten und Geschichten, in allen Lebensaltern so deutlich wiedererkennen, wie ich mein Inneres auf den Monitoren sah.»

Sinnsuche im Leid

Im Umgang mit Schmerzen lernen wir mehr und mehr, mit der Krankheit zu leben. Vor allem das chronisch gewordene Leiden leitet uns an, nach dem Sinn von Leid zu fragen und einen Sinn im Krankgewordensein zu suchen.

Hier wird uns aber auch besonders klar, daß wir es bei «gesund» oder «krank» nicht mit begrifflichen Gegensätzen zu tun haben, sondern mit einem dialogischen Phänomen, daß wir Krankheit und Gesundheit nicht als Zustände zu fassen bekommen, sondern immer nur als Einstellungen, Haltungen, Erwartungen, als Daseinspole, zwischen denen das Leben schwingt.

In manchen Krankheiten kommt das Menschliche eher zum Ausdruck als in einem noch so vollkommenen Gesundsein. Wir gewinnen die Einsicht, daß Krankheiten auch Schlüssel sein können, die uns gewisse Tore erst öffnen.

Von solchen Erfahrungen berichtet André Gide in seinen Tagebüchern, um daraus zu folgern: «Ich habe unter denen, die sich einer unerschütterlichen Gesundheit erfreuen, noch keinen getroffen, der nicht nach irgendeiner Seite hin ein bißchen beschränkt wäre, so wie Leute, die nie gereist sind.» Wir – Patienten wie Ärzte – gleichen eher jenen, die viel gereist sind, viel auch erfahren mußten, vieles wieder aufzuheben haben, was am Wege liegenblieb.

Nach dem Sinn von Leid gesucht haben die Menschen zu allen Zeiten, und in erster Linie die Theologen und Philosophen. Wir finden ihre «Sinnsuche» verankert in Texten der modernen Dogmatik wie in einer Medizin-Philosophie der Romantik, in Reflexionen der frühen Aufklärung wie in Maximen des Hohen Mittelalters – und am erstaunlichsten und vollständigsten in einer frühen Handschrift des 8. Jahrhunderts, der wohl ältesten abendländischen Rechtfertigung der Heilkunde.

Heilsame Krankheit und riskante Gesundheit
(Eine Apologetik der Heilkunst im Lorscher Kodex)

«Ich sehe mich genötigt, denen zu erwidern, die da behaupten, ich hätte mein Buch über die Heilkunst unnützerweise geschrieben, zumal darin nur wenig Wahres zu lesen. Ich stellte mich indes wie taub und hörte nicht auf ihre Einwände, weil ich die Notlage der Hilfsbedürftigen für wichtiger ansah als den Tadel meiner Widersacher. Daher werde ich ihnen erwidern, nicht mit meinen eigenen Worten, sondern mit denen der Heiligen Schrift. Ist doch die menschliche Heilkunst in keiner Weise zu verachten, zumal feststeht, daß sie auch den göttlichen Büchern vertraut ist.

In vielen Büchern steht es ja geschrieben, und bevor es geschrieben wurde, war es wahr, daß Gott Himmel und Erde gemacht hat, das Meer und alles, was darin ist, und daß dem Herrn die Erde gehört und ihre Fülle, der Erdkreis und alle, die auf ihm wohnen... Wenn somit alles, was auf Erden ist, von Gott erschaffen und gegründet ist, so ist alles das auch ohne Zweifel gut.

Des Menschen Weisheit aber haben die Alten ‹Philosophie› genannt, das ist die Wissenschaft von allen menschlichen und göttlichen Dingen, und sie haben gesagt, es gebe drei Teile dieser Philosophie: die Physik, die Logik und die Ethik. Die Ethik wiederum betrifft die Formung der Sitten und wird in vier Haupttugenden unterteilt: in die Klugheit und Gerechtigkeit, die Tapferkeit und die Maßhaltung. Die Logik aber besteht aus Dialektik und Rhetorik. Die Physik schließlich wird in sieben Fachgebiete unterteilt. Von ihnen ist das erste Fach die Arithmetik, das zweite die Geometrie, das dritte die Musik, das vierte die Astronomie, das sechste die Mechanik, das siebte die Medizin. Die Medizin ist die Wissenschaft von den Heilverfahren. Sie ist erdacht worden zur Ausgeglichenheit und zum Wohlbefinden des Leibes.

Aus drei Ursachen aber wird der Leib von Krankheiten befallen: aus einer Sünde, aus einer Bewährungsprobe und aus einer Leidensanfälligkeit. Nur dieser letzteren kann menschliche Heilkunst abhelfen, jenen aber einzig und allein die Liebe der göttlichen Barmherzigkeit. Gleichwohl wurden auch sie bisweilen nicht ohne menschliche Beihilfe geheilt.

... Freilich pflegen einige zu sagen: Was haben wir nötig, von Ärzten geheilt zu werden, die wir unseren Kummer auf *den* werfen, der, wie feststeht, uns alle umsorgt? Kann *der* etwa nicht gewähren, daß wir auch ohne Heilmittel gesund bleiben, *er*, der allein schon durch ein Wort alles zu erneuern vermag? Sicherlich muß man diesen Einwand als richtig anerkennen, da es ja fern sei, Gott etwas Unmögliches zuzuschreiben. Aber dann müssen sie auch den Worten dessen glauben, von dem sie nicht bezweifeln, daß er sich um sie kümmert! Sagt er doch: Nicht die Gesunden bedürfen des Arztes, sondern die Kranken!

Auch unser Herr Jesus Christus, der uns ein Vorbild hinterlassen hat, damit wir seinen Fußspuren folgen, geruhte im Evangelium ganz deutlich zu zeigen, daß die Heilkunst und menschliche Beihilfen in der Not nicht abzuweisen sind. Denn als er im Hause des Pharisäers sich niedergesetzt hatte und eine Dirne, die ein Gefäß aus Alabaster voll kostbaren Salböls trug, zu ihm trat und während des Mahles über sein Haupt goß, nahm er dies nicht unwillig auf, lobte vielmehr ihre liebende Hingabe...

Und so entzieht Gott weder dem Gerechten noch dem Sünder sein Erbarmen, weil er entweder die Guten hienieden durch Bedrängnis und droben durch Erbarmen belohnt oder die Bösen hienieden durch zeitliche Milde belohnt und drüben durch ewige Gerechtigkeit bestraft. Gar heilsam ist ja eine Krankheit, wenn sie den Geist in seiner Verhärtung erschüttert, und sehr verderblich kann eine Gesundheit sein, wenn sie den Menschen nur bestärkt in seinem unseligen Trott.

Aus all diesen Gründen darf man die menschliche Heilkunst nicht ablehnen, sondern muß sie bei einer Mühsal mit Danksagung anwenden, weil keiner seinen Leib in dem Zustand, in welchem er geschaffen ist, hassen darf ... Es ist daher auch zu fragen, ob nicht der Herr selber ein Arzt genannt werden kann oder ob etwa nicht feststeht, daß auch von ihm etwas auf ärztliche Weise getan worden ist! Weshalb denn könnte der Herr nicht Arzt genannt werden, der doch die ganze von der Erschlaffung des Unglaubens niedergedrückte Welt wieder geheilt hat!

Alles in allem war es somit nach Gottes Regelung sinnvoll, daß der Mensch, der aus Erde gebildet worden ist, aus ebendieser Erde eine Abhilfe seiner Schwachheit erfahre. Denn nichts bringt die Erde ohne Sinn und Zweck hervor, vielmehr ist alles notwendig, wie auch der Psalmist sagt: Von der Frucht deiner Werke wird die Erde satt, die Gras für die Lasttiere hervorbringt und Kraut zum Dienste der Menschen. Deshalb soll keiner die irdische Arzneikunst verachten, von der ihm offenkundig ein Vorteil und kein Schaden erwächst, zumal feststeht, daß sie auch von heiligen Männern nicht verschmäht worden ist ...

Deshalb laßt uns den Ärzten Ehre erweisen, damit sie uns, den Kranken, zu Hilfe kommen. Laßt uns dabei an den Spruch der Weisheit denken: Ehre den Arzt wegen der Notlage; denn ihn hat der Höchste geschaffen. Und was dir gereicht wird, nimm ohne Bedenken! Der Höchste – so sagt derselbe Weise – hat aus der Erde eine Arznei geschaffen, und ein kluger Mann wird sie nicht verabscheuen. Wer also in einer Notlage nicht nach Arznei verlangt, muß töricht und unklug genannt werden. Daher laß den Arzt, wie es recht ist, gelten, solange du gesund bist, damit du, wenn in eine Krankheit gefallen, sein Wohltun erlangen kannst, auf daß nicht etwa, wenn du bei Wohlbefinden ihn mißachtet hast, im Notstand dir keiner zu Hilfe kommt.

Wenn daher einer krank wird, erfrage er beim Arzt mit

Hochachtung die für seine Krankheit geeignete Arznei und erflehe vom Herrn in Demut für seine Krankheit heilsame Abhilfe. Heilsame Abhilfe aber erbittet er nur dann, wenn er gesund zu werden wünscht, um Gutes zu tun. Denn wenn er aus anderen Gründen gesund zu werden sich bemüht, vereitelt er selbst den Erfolg seiner Hilfesuche...

Aus all diesen Gründen soll der Mensch nicht aufhören, für seinen Leib Sorge zu tragen, sollte sich vielmehr bemühen, ihn zu pflegen, soviel er nur kann, und zwar nicht, um seinen Gelüsten zu frönen, sondern um Gutes zu tun und sich den Notleidenden zuzuwenden. Sollte aber sein Bemühen nichts fruchten, dann nehme er seine Zuflucht zu den Arzneien der Geduld. Dabei wird ihm nicht fehlgehen, daß er zum ewigen Heile nicht nur des Leibes, sondern auch der Seele zu gelangen vermag. Deswegen werden ja auch zur Zeit der Weinlese die Trauben mit den Füßen zerstoßen, damit sie später bei königlichen Gelagen aufgetragen werden, und es gibt ohne ihr Blut keine Kraft. Und der Weizen wird in der Mühle dazu gemahlen, daß ein reines Brot entsteht und auf den Tisch des großen Königs gestellt wird. Je mehr nämlich hienieden ein jeder von Drangsal gemahlen wird, um so reiner wird er im künftigen Reich gefunden, wofern er nur geduldig ist.

Und so wende ich mich denn euch zu, liebe Brüder, und spreche zu euch, die ihr für das Wohlergehen des menschlichen Leibes mit emsiger Aufmerksamkeit tätig seid und den Kranken die Dienste freudigen Mitgefühls erweist, traurig über fremde Leiden, betrübt über Gefährdete, tief betroffen vom Schmerz der Pflegebefohlenen und bei fremden Unglücksfällen stets von persönlichem Kummer betroffen, so daß ihr, wie die Erfahrung in eurer Kunst es lehrt, mit aufrichtigem Bemühen den Leidenden dient. Und so werdet ihr auch von dem einen Lohn empfangen, von dem Zeitliches mit Ewigem vergolten werden kann.

Lernt daher die Natur der Kräuter kennen, den Unterschied der Salben, und stellt mit sorgfältiger Kenntnis die Mischung der Arzneien her. Setzt aber nicht die Hoffnung auf Kräuter allein, nicht auf menschliche Augen die Genesung. Denn obwohl vom Herrn die Arznei verfügbar ist, macht letztlich doch er selber gesund, er, der ohne Zweifel uns das Leben verliehen hat.»

Die Medizin ist etwas Gutes

(Aus den «Parabeln der Heilkunst» des Arnald von Villanova)

«Die Medizin ist etwas Gutes, weil sie zu einem guten Endzweck verordnet wird und sich auf einen guten Gegenstand, nämlich den heilbaren menschlichen Körper erstreckt.

Da der Kranke einer bestimmten Hilfe bedarf, muß der Therapeut das Wirken seiner Kunst auf ein bestimmtes Ziel richten: die Heilung.

Der Arzt muß erfolgreich in Taten, nicht in Worten sein; denn die Krankheiten werden nicht durch Reden, sondern durch das Wesen und die Kräfte der Dinge vertrieben.

Grundsätzlich muß man bei der Behandlung jeder Krankheit den ganzen Organismus günstig zu beeinflussen suchen.

Die richtige Behandlung wird nicht mit den wirksamsten, sondern mit den sichersten Methoden vorgenommen.

Ein kluger und frommer Arzt verwendet alle Mühe darauf, die Krankheit eher mit medizinisch wirkenden Speisen als mit reinen Arzneimitteln auszutreiben.

Die Menschen, die in der Jugend oft Arzneimittel nehmen, werden früh die Beschwerden des Greisenalters zu beklagen haben.

Je mehr Mittel eine Arznei zusammensetzen, um so unsicherer ist die Wirkung des Gemisches.

Eine Arznei, die mehrere dem Organ oder dem ganzen

Körper zuträgliche Kräfte in sich vereinigt, ist den übrigen stets vorzuziehen.

Wie das Lebensalter und die Konstitution eine verschiedene Regelung der Lebensweise nach Quantität und Qualität bedingen, so tun es auch die übrigen Einzelheiten, in denen sich der Kräftezustand des Körpers unterscheidet.

Kräftige Ernährung, feuchtmachende Bäder, Ruhe des Geistes und des Körpers stellen die durch nicht in der Anlage bedingte Ursachen verminderter Körperkonstitution wieder her.

Während Unruhe, Geschrei und Zorn das Blut in Wallung bringen, halten Ruhe, Schweigen und Frieden des Herzens es zurück.

Der Diener der Natur ist gehalten, ihrem Versagen zu Hilfe zu kommen, nicht es zu bewirken.»

Lebensregeln für Genesende

«Nur ruhige und reine Luft ist ein Freund der Genesenden.

Der unvorsichtige Rekonvaleszent bekommt bald ein Rezidiv.

Mäßige Nahrungsaufnahme und vollkommene Verarbeitung der Speisen bei der Verdauung stärken die Glieder des Genesenden.

Durch liebliche Melodien und den Anblick anmutiger Dinge erblüht der Mut des Genesenden von neuem.

Die Herrlichkeit der Sterne, die mannigfaltige Kostbarkeit der Edelsteine, die grüne Pracht der Pflanzen und die klare Reinheit des Wassers erquicken das Auge.

Durch äußere Waschungen des Körpers, insbesondere des Kopfes, wird nicht nur ein Leichterfühlen der Glieder, sondern auch eine Erholung des Geistes bedingt.

Wenn die gewohnte, angenehm empfundene Körperübung, welche die vorausgegangene Krankheit in keiner Weise verursacht hat, allmählich und in mäßigem Umfang wieder aufgenommen wird, ist sie für den Rekonvaleszenten von Nutzen.

Aromatische, wohl temperierte Gewürzspeisen, welche mit Erfahrung sorgfältig zusammengestellt sind, dienen zur Belebung in den Morgen- und Abendstunden.

Die Sprüche Salomons zeigen, daß das, was die Weisen bei ihrer Überlegung über natürliche Dinge bekannten, bei entsprechendem Vergleich mit der Sittenlehre übereinstimmt.

Den natürlichen Dingen wohnt naturgemäß vieles inne, woraus der kluge Mann sich belehren und nach der wahren Weisheit, Gerechtigkeit, Tapferkeit und Mäßigung beherrschen kann.

Der gefällige und wirksame Lehrer benutzt Parabeln, Vergleiche, um Verborgenes durch sinnlich Wahrnehmbares zu erklären.

Die Lektüre der Evangelien des ewigen Lehrers beweist, daß auch er ein Vertreter der Parabel gewesen ist.

Der Weise wird daher das Gesagte nach dem Beispiel des Herrn in glücklichen Vergleichen weiter ausbauen.

Jüngling, ich habe dir in dem vorliegenden Werk kurze Regeln niedergeschrieben, welche in der Heilkunde Aphorismen genannt werden. Sie enthalten einen großen Teil der Maßnahmen zur Heilung von Krankheiten und zur Erhaltung der Gesundheit.

Hier schließen die Parabeln der Heilkunst, auch allgemeine Regeln der Krankheitsbehandlung genannt.»

Es gibt auch heilsame Krankheiten
(Montaigne zur «ansteckenden Gesundheit»)

«Haben wir unser Leben bedacht und in die Hand genommen? Dann ist das größte von allen unseren Werken vollbracht. Um sich zeigen und vorstellen zu können, bedarf die

Natur keiner Glücksfälle. Sie zeigt sich in allen Ständen und hinter dem Vorhang nicht anders als unverhüllt. Haben wir Ordnung in unsere Sitten gebracht? Dann haben wir mehr getan, als wer ein Buch zustande gebracht hat. Haben wir ruhen können? So taten wir mehr, als wer Reiche und Städte eroberte. Das ruhmvolle Meisterstück des Menschen ist es, recht zu leben.» *(Essais III, 13)*

Montaignes «Gesunde Krankheit»

«Erfahrung lehrte mich auch dies: daß wir uns aus Ungeduld zugrunde richten. Die Übel haben ihr eigenes Leben, ihre Grenzen, ihre Krankheiten und ihre Gesundheiten. Und so gibt es auch heilsame und gesunde Krankheiten (maladies medicinales et salutaires).

Meine Gesundheit besteht im störungslosen Erhalten (maintenir) meines gewohnten Zustandes.

Um so zu leben, daß wir uns wohl befinden, haben wir keine Theorie nötig. Sokrates lehrt uns, daß die einzig nötige Theorie in uns selber steckt, ebenso wie auch die Methode, diese zu finden und sich ihrer zu bedienen.

Folgen wir ruhig der Ordnung der Natur! Sie führt diejenigen, welche ihr folgen. Aber sie schleppt die, welche ihr nicht folgen, samt deren Zorn und deren Medizin. Laßt gescheiter eurem Gehirn eine Purgation verschreiben; sie wäre dort besser angebracht als beim Magen.

Was mich betrifft, so liebe ich das Leben und pflege es, wie es Gott gefallen hat, es uns aufzuerlegen.

Es ist nötig, daß wir pflichtgemäß unsere Rolle spielen, aber als Rolle einer nur geliehenen Person. Aus der Maske und dem Schein muß man kein wirkliches Wesen machen, noch aus Fremden etwas Eigenes. Leider wissen wir oft nicht die Haut vom Hemde zu unterscheiden.

Am meisten bedrückt es mich, daß ich beim Zählen unsere Krankheitssymptome ebensoviel natürliche sehe, die uns vom Himmel geschickt und eigentlich seine Zeichen sind, wie solche, die ungeordneter Lebenswandel und menschliche Torheit uns zuziehen.

Wer aber die Natur machen läßt, der ist gesund und steckt auch andere an (contage) mit seiner Gesundheit!»

«Die Gesundheit ist etwas Kostbares und in Wahrheit das einzige, was es verdient, daß man nicht nur Zeit, Schweiß, Mühe und Güter darauf verwende, sondern sogar das Leben, zumal ohne sie uns das Leben zur Last wird. Die Lust, die Weisheit, die Wissenschaft und die Tugend verblassen und schwinden dahin, ohne sie.» *(Essais II, 37)*

«Ob gesund oder krank, ich habe immer den Gelüsten nachgegeben, die mich drängten. Meinen Begierden und Neigungen räume ich große Befugnisse ein. Das Übel durch das Übel zu heilen ist mir zuwider: Ich hasse die Heilmittel, die beschwerlicher sind als die Krankheit. Von der Kolik befallen sein und das Vergnügen entbehren, Austern zu essen, sind zwei Übel statt des einen. Die Krankheit zwickt uns von einer Seite, die Vorschrift von der andern. Da man schon einmal Gefahr läuft, sich zu verrechnen, verrechnen wir uns lieber im Gefolge des Vergnügens. Die Welt macht es umgekehrt und hält nur für nützlich, was lästig ist; was leichtfällt, ist ihr verdächtig. Mein Appetit hat sich in manchen Dingen recht glücklich von selbst angepaßt und dem Wohlergehen meines Magens gefügt. Saures und scharfe Saucen mochte ich, als ich jung war. Da solches meinem Magen nicht mehr behagte, folgte ihm der Geschmack unverzüglich. Der Wein schadet den Kranken; er ist das erste, was meinem Gaumen widerstrebt und wozu er sich nicht überreden läßt. Was immer ich widerwillig zu mir nehme, schadet mir, und nichts schadet mir, was ich hungrig und mit Genuß verzehre. Nie hat mir eine Handlung, die mir Vergnügen machte, Schaden gebracht...» *(Essais III, 13)*

Krankheiten sind Lehrjahre der Lebenskunst
(Eine «Philosophie der Medizin» bei Novalis)

«Krankheiten sind gewiß ein höchst wichtiger Gegenstand der Menschheit, da ihrer so unzählig sind und jeder Mensch so viel mit ihnen zu kämpfen hat. Noch kennen wir sehr unvollkommen die Kunst, sie zu benutzen. Wahrscheinlich sind sie der interessanteste Reiz und Stoff unseres Nachdenkens und unserer Tätigkeit. Hier lassen sich gewiß unendliche Früchte ernten, besonders, wie mich dünkt, im intellektuellen Felde, im Gebiete der Moral, Religion und Gott weiß in welchem wunderbaren Gebiete noch. – Wie wenn ich Prophet dieser Kunst werden sollte?»

«Krankheiten, besonders langwierige, sind Lehrjahre der Lebenskunst und der Gemütsbildung. Man muß sie durch tägliche Bemerkungen zu benützen suchen. Ist denn nicht das Leben des gebildeten Menschen eine beständige Aufforderung zum Lernen? Der gebildete Mensch lebt durchaus für die Zukunft. Sein Leben ist Kampf; seine Erhaltung und sein Zweck Wissenschaft und Kunst. Je mehr man lernt, nicht mehr in Augenblicken, sondern in Jahren usw. zu leben, desto edler wird man. Die hastige Unruh, das kleinliche Treiben des Geistes geht in große, ruhige, einfache und vielumfassende Tätigkeit über, und die herrliche Geduld findet sich ein. Immer triumphierender wird Religion und Sittlichkeit, diese Grundfesten unseres Daseins. Jede Bedrängnis der Natur ist eine Erinnerung höherer Heimat, einer höhern, verwandtern Natur.»

Erinnert wird in diesem Zusammenhang an das Märchen von der «Verwandlung des Bären in einen Prinzen, in dem Augenblicke, als der Bär geliebt wurde». Was aber würde geschehen, «wenn der Mensch das Übel in der Welt liebgewänne?» Welche Kräfte an Verwandlung würden in Gang gesetzt, wenn erst der Mensch anfinge, «die Krankheit oder den

Schmerz zu lieben?» Vielleicht läge in diesem Augenblick der Verwandlung «die reizendste Wollust in seinen Armen», würde ihn «die höchste positive Lust» durchdringen! Könnte daher «Krankheit nicht ein Mittel höherer Synthesis sein? Je fürchterlicher der Schmerz, desto höher die darin verborgene Lust (Harmonie). Jede Krankheit ist vielleicht der notwendige Anfang der innigern Verbindung zweier Wesen – der notwendige Anfang der Liebe!»

«Noten an den Rand des Lebens»

Seine Krankheit zwang Novalis, in seinen Tagebüchern und Fragmenten unermüdlich «Noten an den Rand des Lebens» zu schreiben: «Noten zum täglichen Leben. Über das Schlafengehen – das Müßiggehen – Essen. Abend. Morgen. Das Jahr – die Woche. Tägliche Beschäftigungen und Gesellschaften. Umgebung. Meublement, Gegend, Kleidung etc.»

Aus der vorgegebenen «Lebensnaturlehre» baut seine medizinische «Lebenskunstlehre» nach und nach eine «Lebensordnungslehre» auf, die «Kunst der Konstitutionsbildung». Während nämlich die empirische Heilkunst nur die «Vorschriften zur Erhaltung und Restauration» des Lebens enthält, betreibt der Arzt als «Künstler der Unsterblichkeit» die eigentliche, «die höhere Medizin». Er betreibt seine Medizin als «höhere Kunst» als «die synthetische Kunst» einer kultivierten Lebensführung.

Was wir in dieser «Philosophie der Medizin» finden, ist nichts anderes als eine Lebensnaturlehre, eine komplette Physiologie samt aller pathologischen Entgleisungen, die dann über das therapeutische Spektrum einer Lebenskunstlehre hinübergeführt wird in die Lebensordnungslehre, in einen durch und durch kultivierten Lebensstil. Die Heilkunst gehört damit zur «Klugheitslehre», die ganz und gar auf «medizinische Regeln» hinausläuft, auf eine Systematik natürlich gesunder wie vernünftig sinnvoller Lebensregeln.

Vom Umgang mit der Natur im Rhythmus des Alltags

Das erste Kapitel der «Lehrjahre der Kunst zu leben» heißt Lebens-Natur-Lehre! Das Streben nach den einfachen, den natürlichen und elementaren, nach gesunden Verhältnissen ist immer auch ein Streben nach «musikalischen Verhältnissen». Denn: «Die musikalischen Verhältnisse scheinen mir recht eigentlich die Grundverhältnisse der Natur zu sein.» Der Einklang mit der Natur freilich ist uns verlorengegangen, weil wir die Signatur dieser Welt, die heilige Hieroglyphe der Dinge, nicht mehr zu lesen, zu hören verstehen. «Der Sinn der Welt ist verlorengegangen. Wir sind beim Buchstaben stehengeblieben. Die Zeit ist nicht mehr, wo der Geist Gottes verständlich war.»

Mit den unendlich vielfältigen Tönen und Farben der Dinge da draußen erst erahnen wir die in ihnen waltenden Kräfte, die so ungemein konkrete Wirklichkeit des Alltags. Mit einer solchen «Philosophie des Alltags» erfahren wir erst die reichhaltige «Poesie des Lebens», den so vielfältigen «Umgang mit Menschen», nicht zuletzt auch die ganz alltäglichen Pflichten, etwa «gegen Kranke und Notleidende», Forderungen des Tages also, die einzig und allein «das hohe Glück der innern Ruhe und Gesundheit» gewähren.

Was unserem gewöhnlichen Leben Sinn und Gestalt verleiht, das ist die Rhythmisierung des Alltags selber: «Jahreszeiten, Tageszeiten, Leben und Schicksale sind alle merkwürdig genug durchaus rhythmisch, metrisch, taktmäßig. In allen Handwerken und Künsten, allen Maschinen, dem organischen Körper, unsern täglichen Verrichtungen – überall Rhythmus, Metrum, Taktschlag, Melodie. Alles, was wir mit einer gewissen Fertigkeit tun, machen wir unvermerkt rhythmisch. Rhythmus findet sich überall, schleicht sich überall ein.»

Allmählich erfahren wir uns in diesem Rhythmus dann auch selber, gerade in unserer leiblichen Gebrechlichkeit, erfahren uns als höchst kostbare «Zeit-Naturen», die, wie der Wein, um so köstlicher werden, je älter sie wurden. «Sie werden öliger» in der Vergeistigung ihrer Erfahrung, als jenes Öl im Körper des Geistes, mit dem das Leben brennt, um sich geistig zu verzehren. Denn die ganze «Natur soll moralisch werden; wir sind ihre Erzieher». Zur Bildung der Erde sind wir berufen: «Alles zu beleben, ist der Zweck des Lebens.»

«Jeder sein eigener Arzt»

«Der allgemeinen Forderung der Vernunft zufolge sollten auch alle Menschen Ärzte, Dichter und so fort, sein.» Die Menschen werden daher «künftig in medizinischer Hinsicht» viel mehr zusammenhalten müssen. «Das Studium der Medizin wird Pflicht und Not!» Aus der «rohen Gesundheit» sollen wir über die «konsonierte» zu einer «gebildeten Gesundheit» geführt werden. Dann aber wird «jeder sein eigener Arzt!»

«Je mehr aber die Heilkunde Elementarwissenschaft jedes Menschen werden, je größere Fortschritte die gesamte Physik machen und die Heilkunde sie benutzen wird..., desto leichter wird jener Druck, desto freier die Brust des Menschengeschlechts werden. Jetzt suche jeder einzelne zur beschleunigenden Annäherung dieser glücklichen Zeit das Übel an der Wurzel anzugreifen; er studiere Medizin und beobachte und forsche – und erwarte mehr gründlichen Nutzen von der Aufklärung seines Kopfs als von allen Tropfen und Extrakten.»

Medizin ist dann wirklich die Elementarwissenschaft eines jeden gebildeten Menschen!

Jeder Kranke ist ein Ganzes
(Gespräche auf der Krebsstation)

«Also kämpfe um die Gesundheit! Kämpfe, laß dich verarzten, sieh zu, daß du die Geschwulst loswirst, und mach dir gar keine Sorgen. Alles, alles, alles ist ausgezeichnet!»

Klage um den Verlust des Hausarztes

«Außer anderen Erziehern der Jugend haben wir noch einen verloren, der eine wichtige Rolle spielte, den Hausarzt!

Der Hausarzt war überhaupt eine lebensnotwendige Erscheinung, und die wurde nun ausgemerzt. Ohne den Hausarzt kann die Familie in einer hochentwickelten Gesellschaft gar nicht existieren. Wie die Mutter den Geschmack jedes einzelnen in der Familie kennt, so kennt er ihre Bedürfnisse. An den Hausarzt wendet man sich ohne Scheu mit jedem noch so lächerlichen Wehwehchen, während man nicht so schnell ins Ambulatorium gehen würde, wo man mit seiner Nummer warten darf und neun Kranke pro Stunde abgefertigt werden. Aber aus den nichtigen Beschwerden entstehen schließlich alle verbotenen Krankheiten. Und wie viele Erwachsene quälen sich jetzt, in diesem Augenblick, wie Stumme, weil sie den Arzt oder den Menschen nicht kennen, dem sie ihre geheimsten, vielleicht verächtlichen Befürchtungen anvertrauen könnten? Aber schon die Suche nach solch einem Arzt, die man oft nicht einmal seinen Freunden gesteht, geschweige denn in der Zeitung bekanntgibt, ist ebenso individuell wie die Suche nach Mann oder Frau. Heutzutage ist es leichter, eine gute Ehefrau zu finden als einen Arzt, der sich um einen kümmert, so oft man ihn braucht, und der einen ganz und gar versteht – ohne Einschränkung.»

Der Arzt wird Patient

«Dreißig Jahre befaßte Doktor Donzowa sich schon mit den Krankheiten anderer Menschen, seit gut zwanzig Jahren saß sie vor dem Röntgenschirm, vor Röntgenaufnahmen, sah prüfend in entstellte, fehlende Augen, verglich mit Analysen, mit Büchern, schrieb Artikel, diskutierte mit Kollegen, diskutierte mit den Kranken – und immer unanfechtbarer schien ihr die eigene Erfahrung und der erarbeitete Standpunkt zu sein, immer logischer die medizinische Theorie...

Und nun war ihr eigener Körper von heute auf morgen aus diesem klaren, großartigen System herausgefallen, war auf der harten Erde aufgeschlagen und erwies sich als armseliger Sack voller Organe, die alle zu jedem beliebigen Zeitpunkt krank werden und sie quälen konnten.

Innerhalb weniger Tage hatte sich alles grundlegend geändert, und aus früher bekannten Elementen Zusammengesetztes wurde fremd und grauenhaft.

... Ebensowenig konnte sie jetzt den Verlauf der eigenen Krankheit und ihre Einstellung zur Behandlung erkennen. Jetzt war es nicht mehr ihre Aufgabe, klug und besonnen die Behandlung zu leiten – jetzt war sie selbst hilflos. Die Erkenntnis ihres Zustandes hatte sie im ersten Augenblick fast erschlagen. Der Zusammenprall mit der Krankheit war unerträglich: die Welt stürzte ein, die Ordnung alles Irdischen brach zusammen. Obwohl noch nicht tot, sollte sie den eigenen Mann, den Sohn, die Tochter, den Enkel und die Medizin verlassen – dabei würde gerade die Medizin sich jetzt ihrer bemächtigen. An *einem* Tag sollte sie sich von allem lösen, was das Leben ausmachte, sollte sich als bleicher Schatten noch eine Zeitlang quälen, ohne zu wissen, ob sie schließlich sterben oder ins Leben zurückkehren würde.

Es schien, als hätte ihr Leben keinerlei Freuden, Höhepunkte und Festtage gehabt – nur Arbeit und Sorgen, Arbeit und Sorgen –, aber nun stellte sich erst heraus, wie schön dieses Leben gewesen war, wie unmöglich und wahnsinnig es war, vom Leben zu scheiden!»

«Auch der Arzt muß ein Ganzes sein»

«So wird der Kranke wie ein Basketball von einem Spezialisten zum anderen geworfen. Dann kann ja ein Arzt zum Schluß nur noch Begeisterung für Bienenzucht haben...

Ein praktischer Arzt darf nur so viele Patienten haben, daß er alle persönlich kennt. Dann wird er jeden Kranken als Ganzes behandeln. Einzelne Krankheiten zu heilen, entspricht dem Niveau eines Arztgehilfen...

Wenn man aber den Kranken als Ganzes zu begreifen versucht, hat man für keine andere Leidenschaft mehr Kraft. Ja, auch der Arzt muß ein Ganzes sein! Der Arzt selbst!»

Ein Blick in sein Inneres
(Aus einem Brief von Carl Gustav Jung)

«Offenbar sind Sie sehr beeindruckt von der gegenwärtigen nicht-politischen, moralischen und psychologischen Weltsituation. Soweit ich sehen kann, geht es um ein psychologisches Problem par excellence. Der Mensch ist mit Mächten konfrontiert, die er selber schuf, aber nicht beherrschen kann.

Im Grunde ist es die Situation des Primitiven, nur mit dem Unterschied, daß der Primitive sich nicht einbildet, Schöpfer seiner Dämonen zu sein.

Die gleichen Dinge und Methoden, die den Menschen aus dem Dschungel in die Zivilisation führten, haben jetzt die Autonomie erlangt, vor der er erschrickt; er erschrickt um so tiefer, als er keine Mittel und Wege sieht, mit ihnen fertig zu werden. Da er weiß, daß seine Menschenfresser von Menschen erschaffen wurden, lebt er in der Illusion, sie beherrschen zu können und beherrschen zu müssen – wie Goethes Zauberlehrling, der den Zauberspruch des Meisters sprach, seinen Besen lebendig machte und ihn nicht mehr bremsen konnte.

Diese Illusion erhöht natürlich die Schwierigkeiten. In gewisser Beziehung wäre die Situation viel einfacher, wenn der Mensch seine ungebärdigen Monstren nach Art der Primitiven verstünde, nämlich als autonome Dämonen. Es sind ja nicht im objektiven Sinn Dämonen, sondern rationale Gebilde, die sich auf unerklärliche Weise unserer Kontrolle entziehen. Und doch befinden wir uns in Wirklichkeit immer noch im gleichen alten Dschungel, wo das Individuum von Gefahren bedroht ist – von Maschinen, Methoden, Organisationen etc., gefährlicher als wilde Tiere.

Etwas hat sich offenbar überhaupt nicht geändert: Wir haben den alten Dschungel mit uns genommen, doch das scheint niemand zu verstehen. Der Dschungel ist in uns, in unserem Unbewußten, und wir haben es fertiggebracht, ihn auf die Außenwelt zu projizieren, wo heute wieder Saurier ihre lustvollen Spiele treiben – in Gestalt von Autos, Flugzeugen und Raketen.

Wenn nun ein Psychologe an Ihrer Weltorganisation teilnehmen würde, dann fiele ihm die undankbare Aufgabe zu, seinen Kollegen von den anderen Fakultäten zu zeigen, wo sie ihren blinden Fleck haben. Halten Sie das für möglich? Ich habe es schon 60 Jahre versucht, aber nur relativ wenig Menschen sind bereit, auf mich zu hören. Der menschliche Geist, noch immer ein Jüngling, opfert alles für eine neue technische Errungenschaft, aber hütet sich sorgfältig, einen Blick in sein Inneres zu tun.

Sie müssen selbst urteilen, ob meine Auffassung pessimistisch oder optimistisch ist, aber ich bin ziemlich sicher, daß etwas Drastisches geschehen wird, die Träumer aufzuwecken, die schon unterwegs zum Mond sind.»

Gesundheit ist Kraft zum Leben

(Gesundes Leben nach der «Dogmatik» von Karl Barth)

«Gesundheit heißt Fähigkeit, Rüstigkeit, Freiheit, heißt Kraft zum menschlichen Leben, Intregrität seiner Organe zur Ausübung seiner seelisch-leiblichen Funktionen.

Darf und soll ein Mensch Leben wollen, dann darf und soll er offenbar auch gesund sein und also im Besitz jener Kraft sein wollen. Gerade der Begriff dieses Wollens ist nun freilich in verschiedener Hinsicht problematisch und bedarf der Klärung. Es scheint nämlich einmal zum Wesen der Gesundheit zu gehören, daß gerade der, der sie hat, sich ihrer gar nicht bewußt, gar nicht mit ihr beschäftigt, gar nicht auf sie bedacht und insofern gar nicht in der Lage ist, sie auch noch wollen zu sollen.

Der gesunde *und* der kranke Mensch ist beides: Seele seines Leibes, vernünftige Seele seines dienenden Leibes. Er ist aber in beidem einer und derselbe und nicht Zwei. Es geht in Gesundheit und Krankheit hier und dort nicht um zwei getrennte Bereiche, sondern jedesmal ums Ganze, um ihn selbst, um seine größere oder kleinere Kraft und um seine sie mehr oder weniger schwer bedrohende oder bereits mindernde Unkraft. Er war jetzt vorherrschend krank und darf jetzt vorherrschend gesund werden. Er muß jetzt vielleicht den umgekehrten Weg antreten: von der vorherrschenden Gesundheit zur vorherrschenden Krankheit. Er ist in der einen oder in der anderen Richtung unterwegs.

Er hat also nicht ein bestimmtes, gesundes oder krankes Seelenleben, mit bestimmten dominierenden oder unterworfenen, ungelösten oder gelösten Neigungen, Komplexen, Bildungen, Hemmungen und Antrieben, und abgesehen davon dann auch noch (in Gesundheit oder Krankheit, im Gegensatz, Konflikt und Ausgleich zwischen beiden) ein organisches vegetativ-animalisches Leibesleben. Sondern er lebt das gesunde oder kranke Leben seiner Seele in seinem Leibe und zusammen mit dem Leben seines Leibes, so daß es hier wie dort (und immer in Beziehung des einen zum anderen) um die Geschichte seines Lebens, um seine eigene Geschichte geht.

Und wiederum: Er hat nicht ein bestimmtes Leibesleben, hier in intakten, dort in gestörten Funktionen seiner somatischen Organe, seiner Nerven, seines Blutkreislaufs, seiner Verdauung, seines Wasserhaushalts und wie das alles heißt, und dann in irgendeinem Oberstübchen mit seinem eigenen Ablauf auch noch ein Seelenleben. Sondern er lebt das gesunde oder kranke Leben auch seines Leibes zusammen mit dem seiner Seele, und wieder geht es dort wie hier (und immer in Beziehungen hin und her) um die Geschichte seines Lebens, um seine eigene Geschichte und so um ihn selbst.

Was kann *gegen* den Medizinmann sprechen? Wenn es nicht eine allgemeine und gewiß nicht gebotene, sondern verbotene Passivität gegenüber der Frage von Gesundheit und Krankheit als solcher ist, scheint zunächst nur in Betracht zu kommen: das Mißtrauen gegen den gerade in der Objektivität seines Wissens, seiner Diagnose und Therapie Fremden, dem man da mitten in der Geschichte seines eigenen Lebens Raum geben, Vertrauen schenken, weitgehende Vollmacht und Verfügungsgewalt geben soll. Je mehr jemand die Frage von Gesundheit und Krankheit richtig, das heißt als Frage nach der eigensten Kraft zum eigensten Menschsein und also als die Frage nach der Fortsetzung der eigensten Lebensgeschichte versteht, desto näher kann es sich ihm legen, dem Arzt gegenüber jenes Mißtrauens zu heben, nochmals: nicht trotz, sondern gerade wegen seiner Wissenschaft als allgemeiner Sachkunde, gerade wegen der Objektivität seines Urteils, seiner Vorschriften, seiner Eingriffe. Ist Gesundheit und Krankheit, gerade wenn sie als Kraft oder Unkraft zum Menschsein verstanden wird, nicht das Subjektivste, das es gibt? Wann kann denn der fremde Mensch mit seiner allgemeinen Wissenschaft gerade von dieser meiner Kraft und Unkraft wissen? Wie soll er gerade mir wirklich helfen können? Wie komme ich dazu, mich in seine Hände zu geben?»

«Was bleibt jetzt noch hinzuzufügen? Nur eben dies, daß des Menschen Leben und so auch seine Gesundheit als Kraft zum Menschsein in der Betätigung der Kräfte seiner gesamten Lebensfunktionen auch abgesehen von seiner Übertretung und also auch abgesehen von seiner Verfallenheit an die Gewalt des Nichtigen, auch abgesehen von dem ihm dort treffenden Widerfahrnis des göttlichen Gerichtes, daß es auch nach Gottes gutem Schöpferwillen und also natürlicher und normaler Weise anhebendes und endendes und also befristetes Leben ist. Der Mensch hat die Kraft zum Menschsein nicht so wie Gott seine Kraft zum Gottsein hat und so auch die Kräfte seiner Lebensfunktionen nicht so, wie Gott seine Kraft als Schöpfer und Regent, als Erbarmer und Erlöser seiner Kreatur. Es gehört ihm nicht zu, zu sein und zu leben wie Gott, sondern er darf Gottes Schöpfergüte daran erkennen, daß seinem Leben, seiner Kraft und seinen Kräften ein bestimmter Lebensraum, das heißt aber eben seine befristete Zeit angewiesen ist.

In ihm, und nicht im Grenzenlosen, darf und soll er sich üben. Auf ihn sind sie zugeschnitten; zur Entfaltung und Anwendung in ihm sind sie bestimmt. In seinen Grenzen darf und soll er in ihrem Besitz und in ihrer Betätigung Mensch sein.»

Mit der Krankheit leben

In den modernen «Coping»-Strategien ist die Rede vom «Umgang mit Krankheit», vom Meistern eines Krankgewordenseins auf Dauer, vom «mit Krankheit leben lernen». Der Kranke leidet ja letztlich immer am Defizit seiner eigenen Existenz; er ist nicht mehr das, was er seinen Möglichkeiten nach eigentlich sein sollte. Er ist in seiner Vitalität angeschlagen und findet nicht zur Annahme seiner selbst.

Hier gilt es, Kranksein genauer zu beobachten und sinnvoll zu gestalten, das Chronisch-Kranksein vor allem in seinen verschiedenen Phasen des Aufbegehrens und der Verneinung, mit dem so ambivalenten Erleben zwischen Hoffnung und Verzweiflung, aller Resignation auch, ehe man zu einem Ja findet und damit zur Bejahung des eigenen Schicksals.

Wie sehr es bei allem pathischen Getroffensein zu einem Sichabfinden mit Behinderungen und einem kreativen Umgang mit Leiden kommen kann, weiß uns in klassischer Weise Immanuel Kant zu schildern, wenn er berichtet:

«Ich habe wegen meiner flachen und engen Brust, die für die Bewegung des Herzens und der Lunge wenig Spielraum läßt, eine natürliche Anlage zur Hypochondrie, welche in früheren Jahren bis an den Überdruß des Lebens grenzte. Aber die Überlegung, daß die Ursache dieser Herzbeklemmung vielleicht bloß mechanisch und nicht zu heben sei, brachte es bald dahin, daß ich mich an sie gar nicht kehrte, und während dessen, daß ich mich in der Brust beklommen fühlte, im Kopf doch Ruhe und Heiterkeit herrschte... Und da man des Lebens mehr froh wird durch das, was man im freien Gebrauch desselben tut, als was man genießt, so können Geistesarbeiten eine andere Art von befördertem Lebensgefühl den Hemmungen entgegen setzen, welche bloß den Körper angehen...

Die Beklemmung ist mir geblieben; den ihre Ursache liegt in meinem körperlichen Bau. Aber über ihren Einfluß auf meine Gedanken und Handlungen bin ich Meister geworden, durch Abkehrung der Aufmerksamkeit von diesem Gefühle, als ob es mich gar nichts anginge.» (*Der Streit der Fakultäten* (1798); WERKE IX, S. 379/80)

Ein jeder bleibe nach seiner Fasson gesund
(Aus der Gesundheitslehre des Galen)

«Es gibt zwar nur eine Wissenschaft vom menschlichen Körper; sie hat aber zwei herausragende und besondere Teilgebiete: Das eine wird Gesundheitspflege genannt, das andere Heilkunde. Beide verhalten sich in ihrer Auswirkung verschieden, da das eine den bestehenden Zustand des Körpers bewahren, das andere ihn verändern will. Da aber der Zeit wie auch der Wertschätzung nach die Gesundheit vor Krankheit kommt, müssen wir doch wohl zunächst darauf schauen, wie man sie bewahren kann und erst in zweiter Linie, wie man wohl am besten die Krankheiten ausheilt. Beide haben nun einen Weg der erfolgreichen Forschung gemeinsam, wenn wir wissen, wie die Beschaffenheit des Körpers, die wir Gesundheit nennen, zu erkennen ist. Denn wir können sie weder bewahren, wenn sie vorhanden ist, noch sie wiederherstellen, wenn sie zerstört ist, wenn wir nicht wissen, was sie ist.

Wir haben nun zu zeigen versucht, daß die Gesundheit eine Art Gleichgewichtszustand des Kalten und Warmen, Trockenen und Feuchten ist, für die Organe aber, daß sie zustande kommt aus der Verbindung der einheitlichen Grundgebilde nach ihrer Art, Menge und Gestaltung. Ein Mann, der imstande ist, diesen Zustand zu erhalten, wird ein guter Gesundheitsbewahrer sein. Er kann sie bewahren, wenn er zuerst alle Möglichkeiten erforscht, durch die sie verdorben wird...

Da die Gesundheit ein Gleichgewicht ist, dies aber auf zwei Weisen erreicht und beschrieben wird, einerseits nämlich als zur Höhe gelangtes und wirkliches Gleichgewicht, andererseits aber als in seiner Genauigkeit um ein wenig schwankendes, so muß auch das gesundheitliche Gleichgewicht zweierlei Art sein. Einerseits sicher, gut vollendet und auf der Höhe, andererseits in ihm schwankend, aber nicht in solchem Maße, daß das Lebewesen darunter leidet... Der Beweis für diese Behauptung ist zweifach: der eine kommt aus der Veränderung des Lebensalters. Denn von da ab, wo das Kind ausgetragen ist, muß es seine Mischung ständig verändern, so daß es, wenn die Gesundheit in der Art der Mischung begründet ist, und diese Art nicht immer gleichbleibt, es auch nicht die gleiche Gesundheit behalten kann. Der zweite Beweis kommt aus dem Unterschied der vitalen Kräfte; denn es sehen nicht alle Gesunden mit den Augen gleich, sondern die einen besser, die anderen schlechter... Und so ist die Gesundheit nach den jeweiligen Schulrichtungen eine Art Gleichgewicht, jedoch meiner Meinung nach die Harmonie des Feuchten und Trockenen, Warmen und Kalten, nach der Meinung anderer aber das Gleichgewicht der Bewegungen in den Körperkanälen, nach anderen wiederum der Atome oder des Unteilbaren oder sonstiger Urelemente, nach jeder Anschauung aber betätigen wir uns mit den Organen durch das in ihnen ruhende Gleichgewicht...

Wir alle aber brauchen die Gesundheit für die lebenswichtigen Betätigungen, die die Krankheiten entweder behindern, verkürzen oder überhaupt beseitigen und darüber hinaus noch der Ungestörtheit wegen. Denn bei Schmerzen sind wir nicht wenig behindert. Den Zustand, in dem wir weder Schmerzen leiden noch im Gebrauch der Lebenskräfte behindert werden, nennen wir Gesundheit... Es mag dabei schon mal in uns ein schmerzhafter Zustand bestehen, aber so geringfügig und unfühlbar, daß er den Befallenen nicht beschwert. Es mögen auch Fieberzustände bestehen, aber so gering, daß wir sie nicht fühlen und sie uns nicht hindern, unsere Geschäfte zu verrichten, zu baden, zu essen oder zu trinken oder das zu tun, was wir müssen. Vielmehr ist die Nichtbehinderung der Betätigung die Grenze der Gesundheit. Nicht die Schwäche der Kräfte wäre demnach Kennzeichen der Krankheit, sondern die Schwäche entgegen der Natur eines jeden...

Jetzt wollen wir das ganze Gebiet so zusammenfassen, daß auch kein Teil der Gesundheitspflege unerörtert bleibt, das ein Lehrer der Gesundheit einfach kennen muß.

Nicht von ungefähr nämlich bezeichnen wir mit Gesundheitslehrer einen Mann, der die gesamte Gesundheitspflege kennt, ebenso wie der Sportlehrer heißt, der alle Übungen kennt. In den folgenden Büchern werden wir daher für alle die erwähnten Gebiete die rechte Zeit, die Art, die Menge und Anwendung betrachten, wobei nicht nur das Gebiet allein, sondern auch der Gesundheitslehrer in Betracht kommt... Die bewährtesten der neueren Ärzte nun haben vier Unterschiede auf diesem Gebiete festgelegt: was eingeführt wird, was getan werden muß, was entleert werden soll und was von außen einwirkt. Was eingeführt wird, ist Speise und Trank sowie die verschiedenen Heilmittel, die einzunehmen sind, ferner die eingeatmete Luft. Was getan wird, ist Spaziergang, Fahren, Reiten, Massage und jede Bewegung. Zu dieser Art von Einwirkung werden auch Wachen und Schlafen sowie der Geschlechtsgenuß gerechnet. Die äußeren Einwirkungen sind zunächst die Luft, die um uns ist, ferner alles das, was beim Baden, Salben und Ringen im Staub auf die Haut einwirkt, schließlich manches Heilmittel oder auch die warmen Quellen. Das gleiche gilt für die entleerenden Wirkungen...

Wer sich demnach mit der Gesundheitslehre befaßt, muß um die Wirkungen auf dem ganzen Gebiet der Gesundheitslehre wissen. Denn die rechte Anwendung nimmt hier ihren Ausgangspunkt. Es erfolgt aber die rechte Anwendung, wenn wir für ein jedes den richtigen Zeitpunkt und das rechte Maß ausfindig machen. Aus diesem Grunde ist es auch besser, eingehend darauf zu sprechen zu kommen und nicht nur die üblen Schulmeinungen zu widerlegen.

Aber da das erste Buch nun lang genug ist, werde ich hier aufhören und das weitere darüber in den folgenden Büchern besprechen.»

Sei allezeit fröhlich

(Friedrich Hoffmann und seine Lebensregeln)

Vorrede

«... und so kann ja wohl keine angenehmere Wissenschaft sein als dieselbige, so die göttliche Ordnung der Natur untersuchet. Sintemalen außer dem ungemeinen Vergnügen, so mit einer solchen Arbeit verknüpfet ist, auch nichts anders als unendlicher Nutzen zu erwarten stehet.»

«Ehe wir nun aber die 7 Gesetze / wodurch die Gesundheit des menschlichen Körpers kan erhalten werden / bekandmachen: so wird zuvor nöthig seyn das Fundamental- und Haupt-Gesetz / welches die Ursach des Lebens in den Thieren ist / an das Licht zubringen / denn aus diesen fließen hernach alle Gesundheit- und Lebens-Regeln. Es ist aber / damit wir es kurz fassen / dieses Gesetz / welches eine Richtschnur ist aller actionen / die der Ordnung nach in dem menschlichen Körper geschehen / nichts anders als der freye / ungehinderte und gleichsam in einer temperation und moderation stehende Umlauff des Geblütes / welcher herkommt von einem egalen und temperirten Schlag des Herzens / der Puls-Adern und Bewegungs-Krafft der übrigen festen Theile. Wenn nun die Bewegung des Herzens und der Umlauff des Geblüts gleich ordentlich und ungehindert geschieht: so befinden sich alle Glieder des Leibes gesund und thun in gebührender Art und Maaß ihre Verrichtung / nicht anders / als wie / wann in der Uhr die Unruhe ihren gleichen Schlag hat / die Zeit recht und accurat angezeigt wird. Also auch ist ein egaler und moderater Herzens-Schlag eine große Anzeigung von der Gesundheit des ganzen Leibes. Denn wenn das Geblüte frey und mäßig durch alle Theile des Leibes gehet: so sondern sich nicht alleine alle Unreinigkeiten ab / die da leicht capable seyn / den Leib in eine Fäulniß zu setzen; sondern es werden auch die Theile in gebührender Nahrung / Wachsthum und Bewegungs-Kraft erhalten. Hieraus sehen wir nun / wie der freye Umlauff des Geblüts gleichsam der Endzweck der ganzen Medicin, so wohl was die Theorie als Praxin betrifft sey / und hierauff müssen auch alle Regeln der Gesundheit gerichtet seyn / daß sie den Umlauff des Geblütes in gebührender proportion und Maaß erhalten. Denn so bald als sich solcher entweder durchgehends und überhaupt / oder ins besondere in einem Theil des Leibes lange hemmt oder verändert / so ist gleich ein Ansatz der Kranckheit vor der Thür.»

«Von einer heilsamen Lebens-Art und Diät»

«Die Natur hat ihre Gesetze, der Staat macht sie, also auch der Mensch aufgrund seiner Natur und seiner Vernunft:

1. Regel: Man meide alles, was zu viel ist, weil solches der Natur jedesmal feind und zuwider.
2. Regel: Man soll nicht allzugeschwind eine Veränderung vornehmen, weil die Gewohnheit mit der Zeit gleichsam eine andere Natur wird.
3. Regel: Sei allezeit fröhlich und ruhigen Gemütes, weil dieses zu einem langen und gesunden Leben die beste Arznei ist.
4. Regel: Daß man jederzeit sich einer reinen und temperierten Luft so viel wie möglich bediene.
5. Regel: Man nehme zu sich die allerbesten Nahrungsmittel, die unserer Natur gemäß sich im Magen leicht auflösen lassen und geschwind wieder durch den Leib passieren.
6. Regel: Man soll die Speisen nach der Bewegung und Stärke des Leibes abmessen.
7. Regel: Wer seine Gesundheit liebt, der fliehe die Medicos und Arzneien!»

Es gibt viele Arten von Glück
(Vom Heimgehen bei Theodor Fontane)

«‹Wie schön dieser Sommer! Daß ich noch so glücklich sein könnte – vor einem Jahre hätte ich's nicht gedacht› – das sagte Effi jeden Tag, wenn sie mit der Mama um den Teich schritt und einen Frühapfel vom Zweig brach und tapfer einbiß. Denn sie hatte die schönsten Zähne. Frau von Briest streichelte ihr dann die Hand und sagte: ‹Werde nur erst wieder gesund, Effi, ganz gesund; das Glück findet sich dann; nicht das alte, aber ein neues. Es gibt Gott sei Dank viele Arten von Glück. Und du sollst sehen, wir werden schon etwas finden für dich› ...

So verging der Sommer, und die Sternschnuppennächte lagen schon zurück. Effi hatte während dieser Nächte bis über Mitternacht hinaus am Fenster gesessen und sich nicht müde sehen können. ‹Ich war immer eine schwache Christin; aber ob wir doch vielleicht von da oben stammen und, wenn es hier vorbei ist, in unsere himmlische Heimat zurückkehren, zu den Sternen oben oder noch darüber hinaus! Ich weiß es nicht, ich will es auch nicht wissen, ich habe nur die Sehnsucht› ...

‹... er hatte sehr gute Bücher, und in einem hieß es: es sei wer von einer fröhlichen Tafel abgerufen worden, und am anderen Tage habe der Abgerufene gefragt wie's denn nachher gewesen sei. Da habe man ihm geantwortet: ‹Ach, es war noch allerlei; aber eigentlich haben Sie nichts versäumt.› Sieh, Mama, diese Worte haben sich mir eingeprägt – es hat nicht viel zu bedeuten, wenn man von der Tafel etwas früher abgerufen wird.›»

Wir schildern Alltägliches; aber das Alltägliche wird sonderbar

(Über Leben und Tod im «Zauberberg» von Thomas Mann)

«Ein einfacher junger Mensch reiste im Hochsommer von Hamburg, seiner Vaterstadt, nach Davos-Platz im Graubündischen. Er fuhr auf Besuch für drei Wochen...»

«...Krankheit macht den Menschen viel körperlicher, sie macht ihn gänzlich zum Körper...»

«...Hans Castorps Aufmerksamkeit war in Anspruch genommen von etwas Sackartigem, ungestalt Tierischem, dunkel hinter dem Mittelstamme Sichtbarem, und zwar größerenteils zur Rechten, vom Beschauer aus gesehen, – das sich gleichmäßig ausdehnte und wieder zusammenzog, ein wenig nach Art einer rudernden Qualle.

Sehen Sie sein Herz? fragte der Hofrat, indem er abermals die riesige Hand vom Schenkel löste und mit dem Zeigefinger auf das pulsierende Gehänge wies... Großer Gott, es war das Herz, Joachims ehrliebendes Herz, was Hans Castorp sah!

Und Hans Castorp sah, was zu sehen er hatte erwarten müssen, was aber eigentlich dem Menschen zu sehen nicht bestimmt ist und wovon er auch niemals gedacht hatte, daß ihm bestimmt sein könne, es zu sehen: er sah in sein eigenes Grab. Das spätere Geschäft der Verwesung sah er vorweggenommen durch die Kraft des Lichtes, das Fleisch, worin er wandelte, zersetzt, vertilgt, zu nichtigem Nebel gelöst, und darin das kleinlich gedrechselte Skelett seiner rechten Hand, um deren oberes Ringfingerglied sein Siegelring, vom Großvater her ihm vermacht, schwarz und lose schwebte: ein hartes Ding dieser Erde, womit der Mensch seinen Leib schmückt, der bestimmt ist, darunter wegzuschmelzen...»

«Womit beschäftigt sich die medizinische Wissenschaft?

Ich verstehe natürlich nichts davon, aber sie beschäftigt sich doch mit dem Menschen. Und die Juristerei, die Gesetzgebung und Rechtsprechung? Auch mit dem Menschen. Und die Sprachforschung, mit der ja meistenteils die Ausübung des pädagogischen Berufs verbunden ist? Und die Theologie, die Seelsorge, das geistliche Hirtenamt? Alle mit dem Menschen, es sind alles bloß Abschattierungen von ein und demselben wichtigen und... hauptsächlichen Interesse, nämlich dem Interesse am Menschen...»

«Leben ist Sterben, da gibt es nicht viel zu beschönigen, – une destruction organique, wie irgendein Franzos es in seiner angeborenen Leichtfertigkeit einmal genannt hat. Es riecht auch danach, das Leben. Wenn es uns anders vorkommt, so ist unser Urteil bestochen.»

«Soweit die Pathologie, die Lehre von der Krankheit, der Schmerzbetonung des Körpers, die aber, *als* Betonung des Körperlichen, zugleich eine Lustbetonung war, – Krankheit war die unzüchtige Form des Lebens. Und das Leben für sein Teil? War es vielleicht nur eine infektiöse Erkrankung der Materie – wie das, was man die Urzeugung der Materie nennen durfte, vielleicht nur Krankheit, eine Reizwucherung des Immateriellen war?»

«Vom Geist der Medizin»

In seiner Antwort an den Herausgeber der «Deutschen Medizinischen Wochenschrift» über Reaktionen von Ärzten auf den «Zauberberg» schrieb Thomas Mann folgendes: Die feuchte Stelle des jungen Castorp und seine erhöhte Ansprechbarkeit schien Symbol einer hellhörigen Bereitschaft, sich für alles Neue zu öffnen und aus der Durchschnittlichkeit des gesunden Milieus im braven bürgerlichen Flachland herauszutreten. Insofern sei der «Zauberberg» ein Bildungsroman wie Goethes «Meister», und Thomas Mann nennt ihn denn auch sein «Wilhelm-Meisterchen».

Wer aber den Körper, das Leben, erkennt, der erkennt auch den Tod! «Nur ist das nicht das Ganze – ein Anfang vielmehr lediglich, wenn man es pädagogisch nimmt. Man muß die andere Hälfte dazuhalten, das Gegenteil. Denn alles Interesse für Tod und Krankheit ist nichts als eine Art von Ausdruck für das Leben, wie ja die humanistische Fakultät der Medizin beweist, die immer so höflich auf lateinisch zum Leben und seiner Krankheit redet und nur eine Abschattung ist des einen großen und dringlichsten Anliegens, das ich mir nun mit aller Sympathie bei seinem Namen nenne: Es ist das Sorgenkind des Lebens, es ist der Mensch und ist sein Stand und Staat.» Darin aber sieht Thomas Mann nun die besondere «Nachbarsphäre» zu seiner eigenen humanistischen Kunstübung. «Denn diese Spielart humanistischer Wissenschaft, genannt Medizin: Wie tief ihr Studium auch der Krankheit und dem Tode gehören möge – ihr Ziel bleibt Gesundheit und Humanität, ihr Ziel bleibt die Wiederherstellung der menschlichen Idee in ihrer Reinheit.»

Wir wollen nicht ewig leben
(Gedanken aus Hermann Hesses «Kurgast»)

«Wir Kurgäste und Gichtiker sind ganz besonders darauf angewiesen, das eckige Leben so rund wie möglich zu nehmen, fünfe gerade sein zu lassen, uns keine großen Illusionen zu machen, aber dafür hundert kleine sanfte Illusionen zu schonen und zu pflegen. Wir Kurgäste in Baden haben, wenn ich nicht irre, jenes Wissen um die Antinomien besonders nötig, und je steifer unsere Gebeine werden, desto dringender bedürfen wir einer elastischen zweiseitigen bipolaren Denkart. Unsere Leiden sind Leiden, aber sie sind nicht von jener heroischen und dekorativen Art von Leiden, welche der Leidende ohne Einbuße an unsrer Achtung für weltwichtig nehmen darf.»

«Ich erwarte, ich weiß selbst nicht genau warum, vom Arzt einen Rest jenes Humanismus, zu welchem die Kenntnis des Latein und des Griechischen und eine gewisse philosophische Vorschule gehören und der in den meisten Berufen des heutigen Lebens nicht mehr benötigt wird. In dieser Hinsicht bin ich, sonst voll Freude am Neuen und Revolutionären, überaus rückständig, ich verlange von den höher gebildeten Ständen einen gewissen Idealismus, eine gewisse Bereitschaft zu Verständnis und Auseinandersetzung, ganz unabhängig vom materiellen Vorteil, kurz ein Stück Humanismus, obwohl ich weiß, daß dieser Humanismus in Wirklichkeit nicht mehr existiert und daß auch seine Gebärde bald nur noch in Wachsfigurenkabinetten anzutreffen sein wird.»

«Wer von uns Kurgästen wollte, neben den Bädern und Massagen, neben der Sorge und Langeweile auch noch Fasten und Kasteien ertragen? Nein, wir ziehen es vor, nur halb gesund zu werden und es dafür etwas vergnüglicher und hübscher zu haben, wir sind nicht Jünglinge mit unbedingten Forderungen an uns und andre, sondern ältere Leute, tief in die Bedingtheiten des Lebens verstrickt, daran gewohnt, fünfe gerade sein zu lassen. Und bedenken wir die Frage ernstlich: wäre es richtig und wünschenswert, daß jeder von uns durch eine ideale Kur vollkommen und ganz geheilt würde und nie zu sterben brauchte? Wenn wir diese etwas heikle Frage ganz gewissenhaft beantworten, so lautet unsere Antwort: Nein! Nein, wir wollen nicht ganz geheilt sein, wir wollen nicht ewig leben.»

«... und habe das angenehme Gefühl, es rinne damit hörbar und fühlbar ein Stück Zeit hinweg, ein Stück von der Zeit, von der wir Kurgäste so viel übrig haben.»

«Es gibt keinen Kranken, der nicht mit einem einzigen Schritt, sei es auch der Schritt durch den Tod, wieder gesund werden und zum Leben eingehen möchte. Es gibt keinen Sünder, der nicht mit einem einzigen Schritt, sei es auch vielleicht durch die Hinrichtung hindurch, wieder unschuldig und göttlich werden könnte. Und es gibt keinen vergrämten, entgleisten und scheinbar entwerteten Menschen, den nicht ein Wink der Gnade im Augenblick erneuern und zum frohen Kinde machen könnte. Dieser mein Glaube, dies mein Wissen möge beim Schreiben sowie beim Lesen dieser Blätter niemals vergessen werden.»

«... ich bin nicht mehr bloß Kurgast, auf das Kranksein und Kurieren spezialisiert, sondern die Krankheit und Kur ist wieder zur Nebensache geworden. Weh tut es ja immer noch, das ist nicht zu leugnen. Aber so soll es denn in Gottes Namen weh tun; ich überlasse die Krankheit sich selber, ich bin nicht dazu da, ihr den ganzen Tag den Hof zu machen.»

«Ich hatte etwas sein wollen, was ich nicht war. Wie denn? Ich hatte aus meiner Ischias eine Spezialität gemacht, hatte die Rolle des Ischiatikers, des Kurgastes, des der bürgerlichen Umgebung sich anpassenden Hotelgastes gespielt, statt einfach zu bleiben, der ich war. Ich hatte Baden, die Kur, hatte meine Umgebung, hatte meine Gliederschmerzen viel zu wichtig genommen, ich hatte mir in den Kopf gesetzt, durch Abbüßung dieser Kur gesund werden zu müssen. Auf dem Weg der Buße, der Strafe, der Werkheiligkeit, durch Bad und Waschung, Arzt und Brahmanenzauber hatte ich erreichen wollen, was nur auf dem Weg der Gnade erreicht werden kann.»

«Vermutlich werde ich wiederkommen, einmal, vielleicht viele Male. Aber ich werde nie derselbe sein, der ich diesmal war. Ich werde wieder baden, werde wieder elektrisiert, wieder gut gefüttert werden, vielleicht auch wieder Depressionen haben und mißmutig werden und trinken und spielen, aber doch wird alles ganz anders sein, ebenso wie meine Heimkehr in die Wildnis diesmal wieder eine andre war als jede frühere. Im einzelnen wird alles das gleiche sein, alles sehr ähnlich, im ganzen aber wird es neu und anders sein, andre Sterne werden darüber stehen. Denn das Leben ist keine Rechnung und keine mathematische Figur, sondern ein Wunder. So war es mein ganzes Leben lang...»

«Ich bin also nicht ‹gesund› geworden. Es geht mir besser, der Arzt ist zufrieden, aber geheilt bin ich nicht, es kann jederzeit wiederkommen. Außer der tatsächlichen Besserung habe ich auch das aus Baden mitgebracht, daß ich jetzt aufgehört habe, meine Ischias allzu grimmig zu verfolgen. Ich sehe ein, daß sie zu mir gehört, daß sie wohlerworben ist wie das beginnende Grau in meinem Haar und daß es unklug ist, sie einfach ausradieren oder wegzaubern zu wollen. Seien wir verträglich mit ihr, gewinnen wir sie durch Versöhnlichkeit!

Und wenn ich wieder einmal nach Baden komme, werde ich anders in das warme Wasser steigen, andres mit meinen Nachbarn erleben, andre Sorgen und Spiele haben, andres auf meine Papiere schreiben. Ich werde auf neue Arten mich versündigen, auf neuen Wegen wieder zu Gott finden.»

Medizin ist konkrete Philosophie

(Arzt und Patient bei Karl Jaspers)

An seiner eigenen lebenslangen Leidensgeschichte zeigt uns der Arzt und Philosoph Karl Jaspers, «wie Krankheit nicht nur unterbricht und zerstört, wie nicht nur trotz einer Krankheit etwas geleistet wird, sondern wie Krankheit Bedingung gewisser Leistungen sein kann.»

Der schwerbehinderte Philosoph

Schon in jungen Jahren mußte Karl Jaspers lernen, «das Leben einzurichten unter den Bedingungen der Krankheit». In seinen «Autobiographischen Schriften» versteht er die Krankheit seines Lebens als *das* Schicksal seiner Existenz. Die eigene Krankheit gewann für ihn um so mehr exemplarische Bedeutung, als jeder Kranke zunächst ein «Kranker für sich» ist, isoliert und außerhalb der Ordnungen gestellt. «Immer ist der Mensch in seiner Lage als einzelner vor die Aufgabe gestellt, mit seiner Krankheit in seiner Welt eine Lebensform zu finden, die nicht allgemein entworfen und nicht identisch wiederholt werden kann.»

Um so der Krankheit und ihrer Beeinträchtigung Herr zu werden, müsse der Patient die Krankheit in sein Leben einbeziehen. «Die Krankheit erweckt aus sonst fraglosen Selbstverständlichkeiten. Sie fordert ein Leben unter Ausnahmebedingungen.» In einem Brief vom 18. November 1901 kann der junge Jaspers schon bekennen: «Meiner Krankheit ganz allein verdanke ich es, daß ich wenigstens etwas zum Nachdenken gebracht wurde.» Die im Kranksein «bleibende Gesundheit wird um so bewußter, beglückender, vielleicht fast gesunder als eine normale Gesundheit».

Leiden gehört zur Existenz

Krankheiten und Leiden sind nach Jaspers ein substantieller Teil existentialer Grenzsituationen. Besonders leidenschaftlich wendet er sich daher gegen die Zauberformel der Weltgesundheitsorganisation, wonach Gesundheit ein Zustand vollkommenen körperlichen, seelischen und sozialen Wohlbefindens sei. Aber – so Jaspers – «solche Gesundheit gibt es nicht!»

Begegnung mit dem Patienten

In seiner Analyse über «Die geistige Situation der Zeit» (1931) setzt Jaspers sich ausführlich mit der «Krise des Arzttums» auseinander. Die rationale Massenabfertigung der naturwissenschaftlich orientierten Medizin schien im Begriff, dem Patienten seinen Arzt zu nehmen und diesen durch Apparate und Verwaltung zu ersetzen. «Aber» – so Jaspers – «Arzt und Kranker lassen sich nicht auf das laufende Band der Organisation spannen», weil das Tun des Arztes in seinem Kern nicht zu rationalisieren ist, da bei jedem Eingriff alles auf das existentielle Dasein ankomme.

Sollte aber dennoch einmal in ferneren Zeiten an die Stelle der persönlichen Verantwortung der technische Dienst treten und eine direkte Verantwortung nicht mehr übernommen werden, dann – so prophezeit Jaspers – müsse der «wirklich gebildete Arzt» aussterben. Wenn es aber die rechten Ärzte nicht mehr gebe, dann kämen auch der Mensch als Kranker wie auch der Kranke als Mensch nicht mehr zu ihrem Recht.

Im Mittelpunkt des Arzt-Patient-Verhältnisses hat daher der Kranke als ein «selbständiges Vernunftwesen» zu stehen, als einer, der «Bescheid wissen will, was mit seinem Leibe im Gange ist». Der Arzt teilt daher sein Wissen dem Kranken mit, «so wie es sich ihm selbst darstellt, es dem selbständigen, freien anderen als zur Verwendung und inneren Verarbeitung überlassend». Denn das letzte Wort hat immer der Patient!

Bei allem Umgang und allem Eingriff bleibt dabei «ein Spielraum von Freiheit für private Lebensführung», ein begrenzter Spielraum freilich und darin «ein relatives Gelingen in allem Versagen». Beide – Patient wie Arzt – deuten dabei die verborgene Schrift unzähliger leiblicher Landschaften. Das Lesen einer solchen «Chiffreschrift» aber geht vor sich wie ein gemeinsames «inneres Handeln», verlangt ein «Hören aus dem Ganzen der Wirklichkeit».

Und wie es für Jaspers «keine Sache der Philosophie» gibt, «die vom Menschen loslösbar» wäre, so gibt es auch keine ärztliche Behandlung ohne den «Gang des Denkens». Daher sein Motto: «Die Praxis des Arztes ist konkrete Philosophie!»

In der letzten Zeit vor meinem Tod
(Stadien auf dem Lebensweg mit Erich Fried)

«In der letzten Zeit vor meinem Tod ist das Leben in mancher Hinsicht einfacher geworden. Streit mit Behörden, Steuerfragen, Konflikte in meinem Bekanntenkreis, alles Angelegenheiten und Ungelegenheiten, mit denen ich mich nach wie vor befassen muß, sind weniger nervenaufreibend als zuvor. Wahrscheinlich, weil die Gegenspieler in all diesen Angelegenheiten meistens an Stelle des Vaters, wie ich ihn in meinen frühen Kindheitsjahren sah, oder, was vielleicht dasselbe ist, an Stelle des Todes standen, und weil es zu einer Zeit, in der ich mich mit dem Tod selbst schon ziemlich gründlich befassen mußte und weiterhin befassen muß, nicht mehr angeht, sich seine bloßen Ersatzbilder zu nahe gehen zu lassen.

In der letzten Zeit vor meinem Tod habe ich das Leben zwar wahrscheinlich nicht wirklich viel lieber gewonnen als zuvor, ich habe es immer geliebt, aber ich bin mir dieser Liebe, glaube ich, deutlicher bewußt geworden. Die Bäume im Garten haben erkennbare Konturen bekommen. Sie wirken nähergerückt, grüner, solange sie Laub tragen, schwärzlicher und weißer, wenn Schnee auf ihren entlaubten Zweigen liegt wie jetzt und ab und zu von einem aufzitternden Zweig zu Boden fällt...

In der letzten Zeit vor meinem Tod ist mir klar geworden, daß ich natürlich auch Angst vor dem Tod habe und nicht einmal weiß, wie gering oder groß diese Angst ist. (In der Nacht, wenn ich aufwache und keinen Gesprächspartner habe, ist sie immer größer als untertags oder am Abend, wenn die beängstigende Abenddämmerung schon durch Lampenlicht und Vorhänge besiegt ist.) Aber ein Teil dieser Angst, die mich in früheren Jahren manchmal gestört hat, liegt jetzt, glaube ich, hinter mir: die Angst, zuletzt angesichts des

Todes schwach zu werden, zu versagen. Ich bin draufgekommen, daß der Tod, zum Unterschied von den meisten Lebenslagen, keine Prüfung ist, oder aber, was auf dasselbe herauskommt, eine Prüfung, die bisher noch jeder, der je gelebt hat, bestanden hat...

In der letzten Zeit vor meinem Tod bin ich draufgekommen, daß ich mehr Zeit habe als zuvor. Vielleicht weil ich mich weniger oft hetze oder hetzen lasse, und weil ich mir einige Vorhaben dadurch erspare, daß ich mir sage, ich kann ihre Ausführung ohnehin nicht mehr überwachen. Dafür bin ich andererseits davon abgekommen, mit meiner Zeit zu streng hauszuhalten. Das ist so ähnlich, wie wenn Liebende einander nur selten sehen und nur auf kurze Zeit sehen können. Entweder beschließen sie, jede Minute, ja jede Sekunde dieser Zeit auszunützen und sich dabei gegenseitig behilflich zu sein. Dann überwachen und drängen sie einander so, daß sie, um ja keine Zeit zu versäumen, überhaupt keine ruhige Minute mehr haben und nicht mehr zu Atem kommen. Oder aber sie finden rechtzeitig heraus, daß gerade die Beschränktheit ihrer Zeit es ihnen nicht erlaubt, zeitgeizig zu werden. Dann können sie einander ruhig anhören und angehören und in der Zeit, die ihnen jeweils bleibt, glücklich sein. Ich glaube, dasselbe gilt für die Zeit, die einem nicht jeweils, bei wiederholten kurzen Begegnungen, sondern nur einmal bleibt. Ich glaube sogar, es gilt für dieses eine Mal, für diese einmalige, unwiederholbare Zeit ganz besonders...

In der letzten Zeit vor meinem Tod hatte ich manchmal Mitleid mit mir, aber nicht öfter und nicht mehr, als ich Mitleid mit anderen hatte. Irgendwie schien alles, ob ich wollte oder nicht, an seinen rechten Fleck zu kommen und seinen richtigen Rhythmus anzunehmen...

In der letzten Zeit vor meinem Tod habe ich auf diese Weise sogar mit meiner Unzufriedenheit zufrieden zu sein gelernt. Gewiß, ich habe diese Unzufriedenheit schon immer als eine der höchsten Tugenden und als eine bewegende

Macht der Geschichte geschätzt und verteidigt. Sie war immer schon das Gegengewicht gegen den gefügigen Untertanengeist. Aber erst jetzt sah ich, daß auch die Unzufriedenheit mit dem Sterbenmüssen, so vergeblich sie im letzten Augenblick sein mag, notwendig und gut ist, um das Recht aufs Leben bis zuletzt hochzuhalten und zu verteidigen.

In der letzten Zeit vor meinem Tod könnte ich manchmal fast glauben, daß es die erste Zeit meines Lebens sei. Aber das wäre ein Irrtum.

Es ist aber auch möglich, daß ich mich irre und daß alles, was ich hier gesagt habe, in Wirklichkeit nicht für die letzte Zeit, sondern nur für die vorletzte Zeit vor meinem Tod gilt.»

Wege zur Gesundheit

«Oft und viel hab' ich bei mir selbst betracht' die wunderbaren Werke des Schöpfers der Natur» – so beginnt Johann von Cuba seinen «Gart der Gesundheit», gedruckt zu Straßburg im Jahres des Heiles 1507. Eines der wunderbarsten Werke aber sei der menschliche Leib und darinnen des Leibes Gesundheit!

Wie aber ist und bleibt man gesund? Bei meinem Bibliotheksstudien in Wolfenbüttel fand ich eine Inkunabel aus dem Jahre 1494 mit dem Titel «Küchenmeisterei»; darin steht zu lesen:

«Darum so einer lange gesund sein will ohn' alle Gebrechen, der soll mäßig sein an Essen, an Trinken, an Weiber haben, an Baden, an Arbeiten und was alles genannt soll werden oder geschehen an Gehen und an Stehen, an Schlafen oder an Wachen, an Gesellschaft oder an Gut zu gewinnen. Zu große Sorgfältigkeit aber verdirbt die Weisheit. Darum soll Sorgfältigkeit mäßiglich geschehen oder mit Mäßigkeit vermischet. Denn wer das Maß trifft und also ordentlich lebt, der ist sich selbst hold und bleibt bei Gesundheit und auch bei langem Leben.»

Die Kunst sich gesund zu erhalten
(Das «Regimen sanitatis» aus Salerno)

«Willst du dich unversehrt und magst gesund dich bewahren –
Lastende Sorgen dann meide und halte den Zorn für
 unwürdig,
Mäßig bleibe in Speise und Trank, auch denk zu erheben,
Wenn du gegessen, dich bald und Schlummer nach Mittag zu
 meiden,
Halt nicht Wasser zurück, noch das, was hinten entweichet.
Achtest das alles du wohl, dann wirst dein Leben du
 strecken.
Mangelt an Ärzten es dir, so gibt es vortreffliche Ärzte
Dreie: ein heiter Gemüt, die Ruhe und maßvolles Tafeln»
 (mens laeta, requies, moderata diaeta).

«Aufgestanden, mit kaltem Naß wasch' Augen und
 Hände,
Hin und her dann wandle mit Maß und strecke die Glieder
Maßvoll, kämme das Haar und putz' dir die Zähne;
 denn solches
Stärkt das Gehirn und kräftigt die übrigen Glieder.
Bad' warm, steh oder geh' nach dem Essen, doch meide
 die Kälte.
Sprudel und Spiegel des Wassers und Gras erquicken die
 Augen;
Morgens schau' auf die Berge, doch abends erstrebe die
 Quellen.»

«Nach der Mahlzeit schlummre du wenig oder auch
 gar nicht.
Trägheit und Fieber, ein Schnupfen gar samt Schmerzen
 des Kopfes:
Solches erblüht dir all vom faulen Schlafe nach Mittag.»

«Mächtige Pein ersteht vom gewaltige Mahle dem Magen.
Speisest du wenig zur Nacht, süßer Schlummer dir lacht.»

«Weine erprobt man an Duft und Geschmack, an
   Klarheit und Farbe.
Heischest du köstlichen Tropfen, so muß er sich fünffach
   bewähren:
Kühl sei er, duftend und frisch, auch kräftig, bezaubernd
   im Anblick.»

«Allen verordne ich, ihre gewohnte Diät zu bewahren;
Also sei es, wofern nicht Änderung scheint geboten.
Daß sonst Unheil erwächst, dafür ist Hippokrates Zeuge.
Immer ja bleibt Diät ein höchstes Ziel der Arzneikunst:
Dieses mißachtend, bist du ein Tölpel, dem's übel
   ergehn wird.
Aber ein Arzt, der weiß, wird sorgsam Speise verordnen:
Welche, wieviel und wann, warum und wie auch beschaffen»
(quale, quid et quando, quantum, quoties, ubi dando)

Lobrede auf das Maßhalten

(Cornaros Traktat vom maßvollen Leben)

«Weil aber ein ordentliches Leben so nützlich, so tugendsam, so löblich und heilig ist, so ist es wohl wert, von allen Menschen befolgt zu werden, zumal es leicht ist und mit des Menschen Natur wohl übereinkommt. Es wird ja niemand, der dies erwägt, dazu gezwungen, so wenig zu essen und zu trinken, wie ich es tue. Es wird niemandem verboten, Obst, Fische und ähnliche Sachen zu essen, die ich ablehne. Ich esse so wenig, weil dies für meinen schlechten und schwachen Magen genug ist. Ich verzichte auf Obst, Fisch und dergleichen Speisen, weil sie mir schädlich sind. Diejenigen aber, die sie vertragen, dürfen, ja sollen sie ruhig genießen, denn ihnen sind sie nicht verboten. Jedoch muß sich jeder vorsehen, daß er nicht mehr, auch nicht von den gesündesten Speisen und Getränken zu sich nimmt, als sein Magen wohl und leicht verdauen kann, weshalb derjenige, dem Speise und Trank nicht schaden, nur allein die Regel der Quantität, nicht aber der Qualität und Beschaffenheit zu beobachten hat, was ja eine ganz leichte Sache ist.

Niemand wende hier ein, daß er viele finde, die, obgleich sie ganz unordentlich leben, dennoch wie der Allermäßigste, gesund und rüstig bis an ihr Ende bleiben; denn, weil dies eine ungewisse und gefährliche Sache ist und sich nur selten zuträgt, kann man sich nicht darauf verlassen und deshalb ein unordentliches Leben führen. Es ist nicht klug, wenn man sich so vieler und großer Ungemach unterwirft und dabei hofft, es werde glücklich und wohl ablaufen, was doch nur wenigen widerfährt. Ein betagter Mann von böser Leibesbeschaffenheit, der dabei Maß hält, ist seines Lebens weit mehr versichert, als der allerstärkste junge Mann, der ausschweifend und ohne Ordnung lebt. Jedenfalls kann derjenige, der ein gutes Temperament und eine gute Leibesbeschaffenheit hat, mit einer guten Lebensordnung sein Leben eher verlängern als jemand ohne gutes Temperament. Und es können zuweilen Gott und die Natur bewirken, daß ein Mensch mit so gutem und starken Temperament geboren wird, daß er auch ohne eine solche Lebensordnung viele Jahre lang frisch und gesund bleiben und endlich im hohen Alter durch bloße Auflösung der Natur sterben kann ... Aber man wird dergleichen kaum einen unter hunderttausend antreffen.

Wenn daher, was die übrigen angeht, jemand lange und gesund leben und ohne Schmerzen und Unruhe durch bloße Auflösung der Natur sterben möchte, führe er ein maßvolles Leben. Denn nur so und auf keine andere Weise kann er die Früchte und Nutzbarkeiten seines Lebens genießen, die so zahlreich sind und überaus hoch zu schätzen...

O heiliges und unschuldiges Maßhalten, einziges Labsal der Natur, gütige Mutter des menschlichen Lebens, wahre Arznei unserer Seele wie unseres Leibes! Wie sollten dich die Menschen loben und dir für deine freundlichen Gaben danken! Denn du reichst ihnen das Mittel dar, wodurch sie Leben und Gesundheit, die größten Gottesgaben dieser Welt, bewahren können.

Allein, weil ich mir nicht vorgenommen habe, eine Lobrede auf das Maßhalten zu schreiben, schließe ich nun, um auch in diesem Buch Maß zu halten, und spare, was ich sonst zu ihrem Ruhme vorzubringen hätte, für eine spätere Gelegenheit auf.»

Sie genießen nach den Lehren der Medizin
(Alltag im «Sonnenstaat»)

«Wie in den Refektorien der Mönche ist beim gemeinsamen Mahl keinerlei Geräusch zu hören. Während sie essen, liest auf der Kanzel ein junger Mann deutlich und wohllautend aus einem Buche vor; und oft erklären die Beamten eine besonders bemerkenswerte Stelle der Lesung. Es ist hübsch anzusehen, wie die anmutigen jungen Menschen in geschürzten Kleidern so gewandt bedienen, und zu gleicher Zeit erfreulich, so viele Freunde, Brüder, Söhne, Väter und Mütter mit solcher Ehrbarkeit, Anständigkeit und Liebe miteinander umgehen zu sehen. Jedem wird sein Mundtuch gereicht, seine Schüssel, seine Speise und sein Nachtisch...

Sie beachten den Unterschied von nützlichen und schädlichen Speisen und genießen sie nach den Lehren der Medizin. Ständig wechseln sie dreimal die Nahrung. Am ersten Tage essen sie Fleisch, am nächsten Fisch, am dritten Pflanzen; darauf kehren sie zum Fleisch zurück, damit der Magen weder beschwert noch geschwächt werde.

Die Gesamtheit ißt zweimal, die Kinder aber viermal, je nach Anordnung des Arztes. Im Trinken aber sind sie äußerst mäßig. Weingenuß ist bei Jugendlichen nur gestattet, wenn es die Rücksicht auf die Gesundheit erfordert. Die Männer von 50 Jahren ab sollen kein Wasser mehr dem Weine zugießen. Und so werden sie oft bis zu 100 Jahre alt, manche sogar bis zu 200 ...
Darüber hinaus haben sie noch weit mehr geheime Mittel zur Bewahrung der Frische, Gesundheit und Kraft gefunden. Auf diese und andere Art und Weise bekämpfen sie auch die heilige Krankheit, die Epilepsie, von der sie häufig befallen werden. Außerden sind ihnen Geheimmittel zur Erneuerung der Lebenskraft nach jeweils sieben Jahren bekanntgeworden, ohne daß dadurch ihre Gesundheit gefährdet wird ...
Bei der Fortpflanzung werden die jugendlichen Bürger von den Ärzten bei ihren sportlichen Übungen in den Gymnasien beobachtet und nach ihren körperlichen Merkmalen selektiert und einander zugeführt. Dann erst weihen sie sich, nach einem Bad, dem Liebeswerk. Große und schöne Frauen werden nur mit großen und tüchtigen Männern verbunden, beleibte Frauen mit mageren Männern, damit sie sich möglichst ausgleichen. Wird eine Frau nicht schwanger, so erhält sie einen anderen Partner; bleibt sie auch dann noch unfruchtbar, so wird sie Gemeinbesitz. Rechtsbrecher oder Faulenzer aber werden gänzlich vom Geschlechtsverkehr ausgeschlossen.
Ziel aller Lebensgemeinschaft ist nämlich die Erzeugung einer möglichst guten Nachkommenschaft (optima proles). Wie töricht aber erscheinen die Menschen, die der Fortpflanzung von Hunden und Pferden die größte Aufmerksamkeit schenken, bei der eigenen Generation indes der Natur völlig freien Lauf lassen ...»

Die Kunst seine Gesundheit zu sichern
(Aus dem «Philanthropinischen Erziehungsplan»)

«Wir machen im Philanthropin eine beßre Auswahl in den Wissenschaften, d. h. wir schließen einige unnütze Dinge gänzlich aus und wenden desto mehr Fleiß auf wichtigere. Im Philanthropin hört man nichts von jenem Gerippe von Logik, das den Verstand verwirrt und das Herz von der Liebe zur wahren Weltweisheit zurückscheucht: nichts von jener ewigen Grammatik, mit welcher man auf den gewöhnlichen Schulen fast ein Drittel des menschlichen Lebens ersäuft, das Studium der Sprachen verbittert und allen Geschmack an Lesung der Alten gleichsam ertödtet: nichts von jenen strohernen Lehrbüchern der Religion, welche den Zögling mit Worten und Formuln bereichern, aber seinen Geist von Begriffen und Empfindungen leer lassen. Dagegen ertheilen wir unsern Jünglingen einen desto vollständigern Unterricht in einer auf das gemeine Leben überall angewandten Mathematik, in der für alle Stände so wichtigen und die ganze Seele aufklärenden und veredlenden Naturgeschichte, in dem ächten Studium der Alten und in dem wahren Geiste der Religion.

Hierzu kommen noch einige Arten von Kenntnissen, die man sonst auf Schulen gar keiner Aufmerksamkeit würdigte und welche gleichwohl kein Mensch entbehren kann, der sich und seinen Mitmenschen nützlich werden will: ich meine die Oekonomie und die Theorie der Gesundheitssorge. – Lassen Sie, meine Herren! ihr eignes Gewissen die Frage beantworten, ob Sie es nicht insgesamt zu beklagen haben, daß Sie in den Jahren des Unterrichts mit diesen Wissenschaften unbekannt bleiben mußten! Gewiß, der ist in dem allerschlimmsten Verstande ein Unwissender, der nicht gelernt hat, wie er die wichtigsten Bedürfnisse seines irdischen Lebens besorgen soll.

Die Kunst, sich anständige Quellen des Reichthums zu eröffnen, und die noch größere, seine Gesundheit zu erhalten und dies kostbare Kleinod vor so vielen Gefahren, die es umringen, zu sichern: diese Kunst wäre mir lieber, als wann ich alle Wörterbücher auswendig wüßte und alle philosophischen Systeme an den Fingern hererzählen könnte...»

Der Gesunde fühlt sich stark
(Nach dem »Gesundheits-Katechismus« von 1794)

«Leben in der Schöpfung Gottes: ist das etwas Gutes, heißt das Wohlsein und Freude genießen?

Ja, leben heißt Gutes, es heißt Wohlsein und Freude genießen; das Leben ist eine gute Gabe Gottes.»

«Wie fühlt sich der Gesunde?

Der Gesunde fühlt sich stark, voll Leben und Kraft; es schmeckt ihm Essen und Trinken, er kann Wind und Wetter ertragen, die Bewegung oder die Arbeit wird ihm nicht sauer, und es ist ihm gar wohl.»

«Da also die Gesundheit das schätzbarste Gut des Lebens ist, welche Pflicht hat der Mensch in Ansehung ihrer gegen sich selbst?

Er muß seine Gesundheit zu erhalten suchen.»

«Hat der Mensch genug getan, wenn er für seine eigene Gesundheit sorgt?

Nein, es ist auch seine Pflicht, für das Leben und die Gesundheit seiner Nebenmenschen zu sorgen.»

«Ist es genug, daß ihr diesen Unterricht mit dem Verstande begreift und im Gedächtnisse behaltet?

Nein, wir müssen ihn auch im Leben befolgen.»

«Wie lange sollte der Mensch leben?

Das Leben ist eine gute Gabe Gottes, und deswegen sollte der Mensch eine lange Zeit, bis zu einem hohen Alter, leben.»

«Wie lange sollte der Mensch gesund sein?

Er sollte, ohne langwierige Krankheiten, beinahe das ganze Leben hindurch gesund und wohl sein.»

«Wie müssen die Eltern beschaffen sein, die sich tugendhafte, gesunde Kinder wünschen?

Sie müssen selbst tugendhaft und gesund sein.»

«Wodurch könnten die Menschen wieder stark werden?

Durch eine verständige Erziehung und Lebensart.»

«Was muß man also wissen und kennen, um den Menschen verständig zu erziehen?

Die Natur und Ordnung, die Gott in den Menschen legte.»

«In welcher Absicht muß der Mensch trinken?

Um seinen Durst zu löschen; nicht aber, um den Gaumen zu kitzeln, den Magen zu stärken oder sich zu ernähren; denn das alles ist unrecht und gegen die Natur.»

«Was muß der Mensch also trinken?

Kaltes Wasser.»

«Ist der Wein, wenn er oft oder als ein gewöhnliches Getränk getrunken wird, gesund und gut?

Nein, das ist er nicht; der Wein schadet der Gesundheit, dem Verstande und der Glückseligkeit des Menschen.»

«Wodurch wird die Gesundheit vorzüglich erlangt?

Durch den freien, leichten Gebrauch des Körpers in den Jahren der Kindheit.»

«Was ist außer diesem Gebrauche noch notwendig?

Freie, reine Luft; Waschen und Baden; ein leichter, freier Kittel; reines, kaltes Wasser zum Getränk, und einfache, gute Speisen zur Nahrung.»

«Beruht die Schönheit des Menschen nur auf der Vollkommenheit seines Körpers?

Nein, Unschuld und Friede, Verstand und Tugend, gearbeitet und das Gute gemehrt haben und sich unter seinen Brüdern glücklich fühlen in Gottes schöner, froher Schöpfung: nur das vollendet die Schönheit und die Würde des Menschen.»

Schönheit – die sichtbare Gesundheit
(Zur «Beförderung der Gesundheit» bei Hufeland und Feuchtersleben)

Einige Schönheitsmittel nicht aus Paris

«Erlauben Sie, meine schönen Leserinnen, daß ein Mensch Ihnen ein paar Worte über Schönheit sagt, der, so wenig er eigentlich von schönen Künsten oder Künsten der Schönheit Fait macht, doch ganz den Werth dieser himmlischen Prärogative Ihres Geschlechts fühlt, und daher dem Wunsche nicht widerstehen kann, durch Berichtigung einiger Irrthümer und Mittheilung einiger echter Schönheitsmittel das Seinige zu Erhaltung und mehrern Vervollkommnung derselben beyzutragen. Er ist überzeugt, daß das Bestreben, seine körperliche Oberfläche zu verschönern, nichts weniger als verwerflich ist und für diese Welt wenigstens eben so viel Interesse und eben so wohlthätige Einflüsse hat, als das Bestreben manches Philosophen, seinem Geiste einen gewissen systematischen Anstrich zu geben, den er eben so gut diesseits des Grabes zurück lassen wird als seine irdische Hülle; ja er hat gefunden, daß das Verlangen nach Schönheit die Quelle einer Menge Tugenden und Glückseligkeiten, ja selbst der Gesundheit werden könne und hofft solches in diesem Aufsatze klärlich darzuthun; aber er glaubt bemerkt zu haben, daß man diese Tochter des Himmels mehrentheils auf ganz falschen Wegen aufsucht, und eben weil man sie nicht recht kennt, ihr so manches theure Opfer, selbst Gesundheit und Leben darbringt, ohne sie zu erhalten. Die Beyspiele sind sehr häufig, wo man durch Entziehung der freyen Luft, durch eine weichliche, schwächende Diät, durch langes Schlafen und Bettenwärmen usw. sich zu bleichen und zu verschönern hoffte und leider Gesundheit und Teint zugleich verlor. Eine Person aß ein halbes Jahr lang alle Morgen acht

Kügelchen von weißem Seidenpapier, und trug beständig Kampfer unter den Achseln – um blaß zu werden; und sie bekam wirklich auf immer die bleiche Schönheit einer Leiche und den kränklichsten Zustand dazu. Wie viele waren nicht und sind noch, die durch Kreide-essen, Essig-trinken und ähnliche verderbliche Mittel dieselbe Absicht zu erreichen suchten? Ja, was noch trauriger ist, man scheut sich nicht die gefährlichsten giftigsten Substanzen zu gebrauchen, um einige Jahre die Augen der Bewunderer auf sich zu ziehen und dann ein sieches elendes Leben langsam zu verschmachten.»

«Schönheit der Haut, denn von dieser allein ist hier die Rede, ist nichts mehr und nichts weniger als Gesundheit der Haut, eine reine Abspiegelung der innern Harmonie des Körpers in seiner Oberfläche – wenn ich so sagen darf, die sichtbare Gesundheit. Dieses Verhältniß des Innern zum Äussern ist so genau, daß sich fast jeder Fehler im Innern zu allererst in der Oberfläche, besonders im Gesichte zeigt. Wie oft erschrickt man nicht über das Ansehen einer Person, die sich noch völlig gesund glaubt! und in wenig Tagen beweist sich durch ihr Krankwerden, daß sie schon damals den ganzen Stoff dazu im Körper hatte. Wie lange pfuschert man nicht oft vergebens an Flecken, Schwinden und ähnlichen Zufällen der Haut, bis man endlich mit Erstaunen bemerkt, daß ein versteckter Fehler in der Leber die Ursache, und dieß das erste Signal gewesen sey, wodurch uns die Natur aufmerksam machen wollte! Gewiß eine sehr weise Einrichtung, uns den Verräther innerer Unordnungen auf die Stirn zu prägen; aber wie wenig nutzen wir sie! Entweder wir übertünchen mit Fleiß diesen wohlthätigen Spiegel, oder wir hören nicht auf ihn zu putzen, ohne zu bedenken, daß er in einer feuchten Luft hängt, welche ihn, alles unsers Putzens ungeachtet, immer wieder anlaufen machen muß. Wir glauben Schönheit der Haut erreichen zu können, ohne Schönheit der Säfte, die ihr das Daseyn geben und würden doch gewiß lachen, wenn jemand durch beständiges Abreiben seine verschleimte Zunge reinigen wollte, deren Ursache ein verschleimter Magen ist. Einen Mohren weiß zu waschen ist eben so möglich, als eine durch innere Ursachen trockne, rauhe oder kupfrige Haut durch ewiges Waschen, Reiben, Schaben usw. bessern zu wollen. – Überdies ist uns ja die Haut nicht bloß zur schönen Larve gegeben, die wir nach Belieben verzieren und lackiren können; sondern sie ist das wichtigste Organ unsres Körpers zur Absonderung einer Menge schädlicher Unreinigkeiten, die unsichtbar, aber in unglaublicher Menge, stets dadurch ausdampfen, und deren freyer Durchgang zur Erhaltung der Reinigkeit des Bluts und der Schönheit selbst unentbehrlich ist. Daher kommt es denn auch, daß, wenn wir durch anhaltenden Gebrauch dieser Schönheitsmittel diese ganze Wirkung der Haut unterdrückt haben, sie endlich trocken wird, und als ein unnützes Werkzeug abstirbt, die dadurch zurück gehaltenen Schärfen aber entweder in der Haut stockend bleiben und die garstigsten Ausschläge machen, oder zurück gehen und auf edlere Theile fallen.

So gewiß also Schönheit der Haut ohne gute Säfte und Harmonie des Innern undenkbar ist, so gewiß existiren auch keine eigentlichen, bloß durch die Haut wirkenden Schönheitsmittel, und Sie können, meine schönen, gewiß auch zuweilen auf diese Art getäuschten Leserinnen, jedes neue Schönheitsmittel, mag es nun ein Pariser Blatt oder Herr Geisler der jüngere in Leipzig empfehlen, geradezu für Charlatanerie und Beutelschneiderey ansehen. Statt aller dieser unsichern und am Ende doch nur täuschenden Mittel, werde ich Ihnen hier einige nennen, die auf wahre Gesundheit und Reinigkeit der Haut wirken und eine Schönheit verschaffen, die gewiß ungleich reitzender ist, indem sie Wahrheit, Eigenthum und das Bild der Gesundheit selbst ist und ihre Dauer in sich hat.

Wenn nicht auch schon die Mode der Haut gewisse bestimmte Colorationen und Beschaffenheiten vorgeschrieben hat, wovon ich wenigstens nichts weiß, so glaube ich den natürlichen Begriff von Schönheit derselben in Reinheit, Weichheit oder Zartheit und einer gewissen lebendigen Farbe festsetzen zu können; alles Eigenschaften, die nur eine lebendige Haut haben kann.»

Unter Berufung auf Hufelands «Kunst das menschliche Leben zu verlängern» und ganz in Übereinstimmung mit Hufelands «Makrobiotik» stellt sich Feuchtersleben noch einmal die große Frage, die zu einem Programm der Medizinischen Aufklärung werden sollte: «Ist echte Diät nicht auch ein Kunstwerk des Lebens? Wir sollten wenigstens den Versuch wagen, sie dazu zu erheben. Kalobiotik wird dann vielleicht, wie bei den heiteren und gesunden Griechen, zur Makrobiotik werden.»

Von der «Macht des menschlichen Geistes über den Leib» hat Feuchtersleben in seiner «Kalobiotik» gesprochen und gefragt, wenn es der Mensch dahin gebracht habe, «daß ihm das Leben selbst zur Kunst wird, warum soll es ihm die Gesundheit nicht werden können, die das Leben des Lebens ist?»

Echte Gesundheit aber steht immer im Dienst eines Höheren, und zu Höherem ist der Mensch bestimmt in dreifacher Hinsicht: Sein Fühlen zu Schönem kann er veredeln; das Wollen des Edlen sollte er verwirklichen; und suchen wird er im Denken immer nur die Wahrheit der Welt, das Wirkliche, das Gesunde. Denn Gesundheit ist letztlich nichts «als Schönheit, Sittlichkeit und Wahrheit»! Immer wieder wiederholt er sich, dieser Dreiklang! «Was ist denn eigentlich Schönheit als der die Hülle verklärende Geist, und was ist Gesundheit als Schönheit in den Funktionen!»

Was Feuchtersleben in seiner «Kalobiotik» sucht, ist die allgewaltige «Macht der Philosophie», einer Philosophie aber, bei der «nicht die Köpfe glühen und die Herzen frieren», einer Lebensweisheit vielmehr, die uns aus ichgebundener Abgeschiedenheit befreit, eine Philosophie also, «die nicht gelernt, sondern gelebt sein will».

Wenn aber der Mensch es schließlich «dahin gebracht hat, daß ihm das Leben selbst zur Kunst ward», warum sollte es die Gesundheit nicht sein! «Wenn also Tugend verschönert, Laster verhäßlicht – wer möchte leugnen, daß Tugend gesund erhalte, Laster krank mache?» Daher nochmals – als die Maxime der Kalobiotik –: «Halte dich ans Schöne! Vom Schönen lebt das Gute im Menschen – und auch seine Gesundheit.»

«O beata sanitas!»

(Christoph Bitterkrauts «Wehmütige Klag-Tränen»)

«Was wäre im Leben auch mehr als die Gesundheit! Was hülfe ein herrlich prächtig Haus und noch so köstlicher Hausrat? Was wäre Gut und Gelde ohne Gesundheit anders als Kreuz und Marter und Pein?»

«O sanitas beata! O sanitas amanda! O sanitas colenda!»

«O selige, liebreiche, aller Ehren würdige Gesundheit! es sei mir erlaubt, das übrige meines Lebens mit dir glückselig zuzubringen. Seie und bleibe mein immerwährender Gefährte in diesem Leben!

Denn alles, was nur immer gut und lustig und annehmlich, was Ehre und Liebe bringen und geben kann, dieses ist einig und allein bei dir.

Was in großer Goldmenge besteht, alles, was in lustigen Büchern zu finden, von Fürstlichen Gnaden zu hoffen, in der ehelichen Liebe zu verlangen, und was sonsten der Welterschaffer reichlich mitteilet: Dies alls grünet und blühet in dir (tecum viget, viretque), o selige Gesundheit!

Du machest den Frühling lieblich und alles voller Gnaden. Ohne dich ist nichts glückselig. o sanitas beata!»

AUSBLICK

Wir haben einige Jahrhunderte und Jahrtausende passieren lassen, haben auf Kaiser und Philosophen, auf Dichter und Erzieher, auf die Ärzte wie ihre Patienten gehört und sind Zeugen eines dramatischen Auftritts zwischen Tod und Leben geworden.

Es sind viele Stimmen eines wahrhaft orchestralen Schauspiels, tröstliche Stimmen, die uns wieder ins Leben entlassen – so wie wir dies im «Gart der Gesundheit» hören:

> «Nun fahr' hin in alle Land, du edler und schöner
> Garten der Gesundheit, du Ergötzung der Bedürftigen,
> eine tröstliche Hoffnung und Zuversicht der Kranken!»

Schließen aber möchte ich mit einem «Loblied auf die Gesundheit», wie es uns Daniel Wilhelm Triller im Jahre 1783 im hohen Alter von 87 Jahren als «Rezept zu langem Leben und frohen Alter» vorgetragen hat:

Denkt man sein Alter hoch zu bringen...

(«Rezept zu einem langen Leben und frohen Alter»)

> «Viel Freunde wollten mich befragen,
> Ob ich auch etwas beigetragen,
> Weil sich mein Alter so erhöht,
> Daß es auf höchster Staffel steht.
> Nun, diesen will ich kurz berichten,
> Wie ich dabei mich vorgesehn,
> Und was nach Arzt- und Christenpflichten
> Bisher, von mir, zu Nutz geschehn.

Denkt man sein Alter hoch zu bringen,
So halt' man Maß in allen Dingen,
In Essen, Schlafen, Liebe, Wein
Und Arbeit muß man mäßig sein.
So hat Hippokrates geschrieben,
Und die Erfahrung macht es wahr,
Er selber sucht es auszuüben
Und lebte hundert und neun Jahr.

Viel pflegen sich, dem Tod zum Besten,
Fast wie ein Opfertier zu mästen
Und unterbrechen vor der Zeit
Den Lebenslauf durch Üppigkeit.
Ihr später Tisch steht oft voll Braten,
Pasteten, Kuchenwerk und Wein,
Damit sie früh ins Grab geraten
Und bald der Würmer Speise sein.

Durch Pillen, Pulver, Trank und Säfte
Schwächt ein Gesunder seine Kräfte,
Weil solche Mittel nur allein
Im Notfall Kranken dienlich sein.
Wer nur mit vielen Arzeneien
Den Leib zur Apotheke macht,
Der muß hernach zu spät bereuen,
Daß er zu früh sich umgebracht.

Man hat auf diese beiden Stücken,
Gemüt und Leib genau zu blicken,
Weil sie des weisen Schöpfers Hand
Zusammen allzu fest verband:
Den Leib muß man nur mäßig speisen,
Damit er gleiche Kraft behält,
Und das Gemüt zur Ruh' verweisen,
Auf daß es nicht in Unruh fällt.

Die dieses nun zu Herzen fassen,
Die können spät die Welt verlassen,
Gebrauchen auch die Ärzte nicht
Noch einen andern Unterricht.
Sie müssen diese beiden Sachen,
Gemütsruh nämlich und Diät
Zur täglichen Gewohnheit machen,
So wird ihr Lebensziel erhöht.»

Quellenhinweise

Ein Dialog mit dem Kaiser von China
Aus: Abhandlung über die grundlegenden Wahrheiten aus alter Zeit. In: Der Klassiker des Gelben Kaisers zur Inneren Medizin. Das Grundbuch chinesischen Heilwissens. Hrsg. Wolfgang G. A. Schmidt. Freiburg, Basel, Wien 1993, S. 46f.; 50f. Mit freundlicher Genehmigung des Herder Verlages, Freiburg – Basel – Wien. Vgl. auch Ilza Veith: The Yellow Emperor's Classic of Internal Medicine. Berkeley, Los Angeles ^{4}1973; C. C. Schnorrenberger: Des Gelben Kaisers Lehrbuch der inneren Medizin. Stuttgart 1974.

Texte aus archaischen Hochkulturen
Nach Heinrich Schipperges: Die Ordnung der Gesundheit. Heilkunde im alten Ägypten. In: Moderne Medizin im Spiegel der Geschichte. Stuttgart 1970, S. 37–52.

Totenklage eines arabischen Gelehrten
Al-Ǧāhiz (777–869): Leichenrede. Aus: Charles Pellat: Arabische Geisteswelt. Ausgewählte und übersetzte Texte von Al-Ǧāhiz. Zürich, Stuttgart 1967, S. 188–197.

Der «arme Heinrich» zieht nach Salerno
Nach: Hartmann von Aue: Der arme Heinrich. Hrsg. Ernst Schwarz. Darmstadt 1967.

Nierensteine auf Montaignes Badereise
Michel de Montaigne: Tagebuch einer Badereise. Hrsg. Georg A. Narciss. Stuttgart 1963, S.43f.; 262; 269; 322f. – Letzter Absatz aus: Essais. Hrsg. H. Helbing. Zürich: Diogenes 1933, S. 175.

Paracelsus über leidendes Altern
Theophrast von Hohenheim, gen. Paracelsus. Sämtliche Werke. Hrsg. Karl Sudhoff. Bde. I–XIV. München, Berlin 1922–1933, Bd. XII, S. 406; VII, 188; VIII, 100; II, 316; VI, 370; II, 316; IV, 495; X, 290. – II. Abt.: Theologische und religionsphilosophische Schriften. Hrsg. Kurt Goldammer. Bde. II, IV–VII. Wiesbaden 1955–1965, Bd. IV, S. 219; V, 208. – I. Abt. IX, 61.

Kanzel-Predigten des Abraham a Sancta Clara
Aus: Werke von Abraham a Sancta Clara. Hrsg. Karl Bertsche. 3 Bde. Wien 1943. Nach P. Karner (Hrsg.): «Lach nur, lach, eitler Weltaff». Wien, Freiburg, Basel: Herder 1983, S. 18; 75–78.

Krankengeschichten aus dem «Corpus Hippocraticum»
Hippokrates: Epidemien, Buch III, Kap. 1, 6. Krankengeschichte. Aus: Hippokrates. Schriften. Die Anfänge der abendländischen Medizin. Hrsg. Hans Diller. Reinbek 1962, S. 41f.; 64f.

In Florenz wütet die Pest
Aus: Giovanni Boccaccio: Das Dekameron. München 1952, S. 13–18.

Weinsbergs Bericht über die Frauen zu Köln
Aus: Peter Ketsch. Frauen im Mittelalter. Düsseldorf 1983, S. 134–140.

Erfahrungen eines alten Kriegschirurgen
Ambroise Paré: Rechtfertigung und Bericht über meine Reisen in verschiedene Orte. Hrsg. E. H. Ackerknecht. Bern, Stuttgart 1963, S. 34–36.

Am Krankenlager von Heinrich Heine
Nach: Erich Ebstein: Ärzte-Memoiren. Berlin 1923.

Eine Patientin weiß zu berichten
Brieflicher Bericht einer eigenen Patientin (1970).

Zum «mündigen Patienten» bei Platon
In: Nomoi 720 D–721 B; Nomoi 857 C. Platon: Sämtliche Werke in drei Bänden. Hrsg. Erich Loewenthal. Heidelberg 1982, S. 344f; 512.

Medizinisches aus «Tausendundeine Nacht»
Aus: Die Erzählungen aus den tausendundein Nächten. Hrsg. Enno Littmann. Wiesbaden 1953, Bd. 3, S. 510f.; 578f.; 665f.; 669.

Prinzipien ärztlicher Ethik bei Paracelsus
Aus: Paracelsus: Sämtliche Werke. Hrsg. Karl Sudhoff. Bd. 8. München, Berlin 1924, S. 203.

Franz Anton Mai an seine Patienten
Franz Anton Mai: Stolpertus. Ein junger Arzt am Krankenbette. Mannheim 1777/78, S. 4–6; 83–88.

Vom Amt des Arztes bei Friedrich Nasse
Christian Friedrich Nasse: Die Aufgabe der Anthropologie. In: Zeitschrift für die Anthropologie (1823), S. 1–29; Von der Stellung der Aerzte im Staate. Leipzig 1823.

Personale Medizin bei Ludolf von Krehl
Texte aus: Heinrich Schipperges: Medizin in Bewegung. Heidelberg 1990, S. 25; 45 f.

Eine Empfehlung des Kardinal Newman
In: John Henry Newman: Vom Wesen der Universität (1852). In: Ausgewählte Werke. Mainz 1960, Bd. 5, S. 84.

Tagesläufe bei Carl von Linné
Carl von Linné: Lachesis naturalis. Hrsg. A. O. Lindfors. Uppsala 1907.

Dr. Katzenberger erklärt das Gehen
Jean Paul: Dr. Katzenbergers Badereise. Eine Satire. München 1960, S. 116 f.

Dorothea Erxleben, die erste deutsche Ärztin, berichtet
Aus: Lebenslauf. In: Academische Abhandlung von der gar zu geschwinden und angenehmen, aber deswegen öfters unsichern Heilung der Krankheiten... von Dorotheen Christianen Erxlebin, der Medicin Doktor... Halle 1755.

Phasen der Genesung bei Eduard Mörike
Eduard Mörike: Maler Nolten. In: Sämtliche Werke I. Mit Nachwort von Benno v. Wiese und Anmerkungen von Helga Unger. Artemis & Winkler. München 1967, S. 181; 201.

Matthias Claudius: «An meinen Sohn Johannes»
Matthias Claudius: Sämtliche Werke. Mit Nachwort von Rolf Siebke und Anmerkungen von Hansjörg Blatschek. Artemis & Winkler. München 1960, S. 545–548.

Hermann Hesse erlebt sein hohes Alter
Hermann Hesse: Aprilbrief (1952). In: Hermann Hesse: Gesammelte Werke, Bd. 10. Frankfurt 1970, S. 294–298. © Suhrkamp Verlag Frankfurt am Main.

Warum Simplicius die Welt wieder verlassen
Hans Jakob Christoffel von Grimmelshausen: Der abenteuerliche Simplicissimus. München 1956, S. 476–482.

Von der Würde des Arztes bei Hippokrates
Hippokrates: Der Arzt, Kap. 1 und 2. Aus: Hippokrates: Schriften. Die Anfänge der abendländischen Medizin. Hrsg. Hans Diller, Reinbek 1962.

Arsenius an seinen Sohn Nepotianus
Aus: Codex Sangalliensis 751, S. IX/X, p. 337–339; Codex Bruxellensis 3701, S. IX, f. 5ᵛ.

Zur Lebensordnung bei Maimonides
Maimonides: Regimen Sanitatis oder Diätetik für die Seele und den Körper. Hrsg. Süssmann Muntner. Basel, New York 1966, S. 80; 63; 95–97; 174–178. – Moses Maimonides. Ein Querschnitt durch das Werk des Rabbi Mosche ben Maimon. Hrsg. Nahum Norbert Glatzer. Köln 1966, S. 184–186.

Entwurf einer Medizinalordnung
Wolfgang-Hagen Hein und Kurt Sappert: Die Medizinalordnung Friedrichs II. Eutin 1957, S. 53; 55. Die Konstitutionen Friedrichs II. von Hohenstaufen für sein Königreich Sizilien. Hrsg. Hermann Conrad u. a. Köln, Wien 1973, S. 302–309.

Eine Einführung in die Heilkunde
Burkhard Eble: Methodologie oder Hodegetik als Einleitung in das gesamte medizinisch-chirurgische Studium. Wien 1834, S. 10; 23/24; 57/58.

Blicke in die ethischen Beziehungen der Medizin
K. F. H. Marx: Akesios. Blicke in die ethischen Beziehungen der Medicin. Göttingen 1844, S. 14–16; 44–85.

Virchows Rektoratsrede über «Lehren und Forschen»
Rudolf Virchow: Lehren und Forschen. Rede beim Antritt des Rectorats an der Friedrich-Wilhelms-Universität zu Berlin am 15. Oktober 1892. Berlin 1892.

Hippokrates zur Begründung der Medizin
Aus: Hippokrates. Schriften. Die Anfänge der abendländischen Medizin. Hrsg. Hans Diller. Reinbek 1962, S. 96; 231; 237; 241.

Vom Maß der Heilkunde bei Isidor von Sevilla
Isidori Etymologiarum sive Originum Libri XX. Ed. W. M. Lindsay. Oxonii 1911, lib. IV, cap. I, II, XIII; lib. II, cap. XVII.

Zum System eines Gesundheitswesens bei Leibniz
Gottfried Wilhelm Leibniz: Grundriß eines Bedenkens von Aufrichtung einer Societät in Teutschland zu Aufnehmen der Künste und Wissenschaften (1669/70). In: G. W. Leibniz. Schriften. Hrsg. v. O. Klopp, Bd. I, S. III ff.

Antrittsvorlesung von Johannes Müller
Johannes Müller: Von dem Bedürfnis der Physiologie nach einer philosophischen Naturbetrachtung. Antrittsvorlesung, gehalten am 19. Oktober 1924 in der Universität Bonn. In: Biologie der Goethezeit. Hrsg. Adolf Meyer-Abich. Stuttgart 1949, S. 258–261; 273–281.

Damerow über «Elemente der Zukunft»
Heinrich Damerow: Die Elemente der nächsten Zukunft der Medicin, entwickelt aus der Vergangenheit und Gegenwart. Berlin 1829, S. 13–17; 393 f.

Das sozialpolitische Programm von Rudolf Virchow
Rudolf Virchow. In: Die medicinische Reform. Eine Wochenschrift. Berlin 1848/49.

Reinhold Schneider über Geschichte und Medizin
Reinhold Schneider: Winter in Wien. Freiburg 1963, S. 231–233. Mit freundlicher Genehmigung des Herder Verlages, Freiburg – Basel – Wien.

Aus dem «Viaticum» des Ibn al-Ğazzār
Aus: Ibn al-Ğazzār (gestorben 1004, ein Schüler des Isaac Judaeus): Viaticum. – Vgl. Mary Francis Wack: Love sickness in the Middle Ages. The «Viaticum» and Its Commentaries. Philadelphia 1990.

Das «Hebammenbüchlein» der Siegemundin
Justine Siegemundin: Die Churbrandenburgische Hoff-Wehe-Mutter / Das ist: Ein höchst nöthiger Unterricht von schweren und Unrecht / stehenden Geburten / in einem Gespräch vorgestellt. Kölln an der Spree 1690. – Text aus: «Nöthiger Vorbericht an den geneigten Leser» (Ausgabe des «Hebammenbüchleins» von Berlin 1723).

Ärztliche Visite im Biedermeier
Nach G. W. Keßler: Der alten Heim. Leben Ernst Ludwig Heims. Leipzig 1835. Bd. II, S. 264 ff.

Heilkunst und Lebenskunde bei Hufeland
Christoph Wilhelm Hufeland: Enchiridion medicum. Berlin 1836, S. 1–5; 127 f.; 733–735.

Goethe als Seelenarzt
Johann Wolfgang Goethe, Brief vom 2. November 1778 an Johann Friedrich Krafft. In: Goethes Werke. Weimarer Ausgabe 1888, Bd. 96, S. 251 f.

«Der geheilte Patient» bei Johann Peter Hebel
Aus: Johann Peter Hebel: Schatzkästlein des Rheinischen Hausfreundes. In: Johann Peter Hebel: Poetische Werke. München 1961, S. 189–191.

Aus der «Mappe meines Urgroßvaters» bei Stifter
Adalbert Stifter: Die Mappe meines Urgroßvaters. Letzte Fassung 1867. In: Adalbert Stifter: Werke. Bd. 5. Artemis & Winkler. München 1954.

Vom «Äther gegen den Schmerz» bei Dieffenbach
Johann Friedrich Dieffenbach: Der Aether gegen den Schmerz. Berlin 1847, S. 1–5.

Nietzsches Reflexionen über den Schmerz
Friedrich Nietzsche: Werke in drei Bänden. Hrsg. Karl Schlechta. München 1954–1956: II, 183; III, 714; II, 753; II, 1031; II, 1059.

Rainer Maria Rilkes Klage und Anklage
Rainer Maria Rilke: Ausgewählte Werke. 2 Bde. Leipzig 1938. Darin: «Wir, Vergeuder der Schmerzen.» Aus: Duineser Elegien, 10 (= Werke I, 260).

Karl Jaspers zur «Erfahrung des Äußersten»
Karl Jaspers: Philosophie (1948), S. 492f.; sowie Karl Jaspers: Chiffren der Transzendenz. München 1970, S. 17.

Weizsäcker zur «Ordnung der Schmerzen»
Viktor von Weizsäcker: Die Schmerzen. Stücke einer medizinischen Anthropologie. In: Die Kreatur 1 (1926/27), S. 315–335.

«Der Schmerz als Maßstab» bei Ernst Jünger
Ernst Jünger: Über den Schmerz. In: Ernst Jünger: Sämtliche Werke. Band 7: Betrachtungen zur Zeit. Klett-Cotta, Stuttgart 1980, S. 145f., 147, 155f. Mit freundlicher Genehmigung des Verlages Klett–Cotta, Stuttgart.

Erfahrungen auf der Intensivstation
Peter Härtling: Herzwand. Mein Roman. Frankfurt 1990, S. 7–9. Mit freundlicher Genehmigung des Luchterhand Literaturverlags, Hamburg.

Eine Apologetik der Heilkunst im Lorscher Kodex
Ulrich Stoll: Das «Lorscher Arzneibuch». Ein medizinisches Kompendium des 8. Jahrhunderts (Codex Bambergensis medicinalis 1). Stuttgart 1992, S. 49–63. Mit freundlicher Genehmigung des Franz Steiner Verlags, Stuttgart. – Vgl. auch: Das Lorscher Arzneibuch. Faksimile

der Handschrift aus dem 8. Jahrhundert. Msc. Med. 1 der Staatsbibliothek Bamberg. Hrsg. Gundolf Keil. Stuttgart 1992.

Aus den «Parabeln der Heilkunst» des Arnald von Villanova
Des Meisters Arnald von Villanova Parabeln der Heilkunst. Hrsg. Paul Diepgen. Leipzig 1922, S. 11–13; 48; 64–67 (= Klassiker der Medizin, 26. Band).

Montaigne zur «ansteckenden Gesundheit»
Nach Jakob Amstutz: Montaignes Begriff der Gesundheit. In: Heidelberger Jahrbücher 18 (1974), S. 101–122. – Vgl. auch: Michel de Montaigne: Œuvres complètes. Ed. A. Armaingaud. Paris 1924. – Ferner: Essais. 3 Bde. Hrsg. J. D. Tietz (1753/54). Zürich 1992.

Eine «Philosophie der Medizin» bei Novalis
Nach Heinrich Schipperges: Novalis. Einst ist alles Leib. In: Kosmos Anthropos. Entwürfe zu einer Philosophie des Leibes. Stuttgart 1981, S. 181–328. Novalis: Fragmente und Studien 1799–1800. Fragmente Nr. 170 und 190.

Gespräche auf der Krebsstation
Alexander Solschenizyn: Krebsstation. Roman in zwei Büchern. Reinbek 1971, Bd. 1, S. 252; Bd. 2, S. 120; 141f.; 124. Mit freundlicher Genehmigung des Luchterhand Literaturverlags, Hamburg.

Aus einem Brief von Carl Gustav Jung
Carl Gustav Jung: Briefe. Bd. 3, 1956–1961. Freiburg 1973, S. 357f.
© Walter Verlag AG, Solothurn, Schweiz.

Gesundes Leben nach der «Dogmatik» von Karl Barth
Karl Barth: Die kirchliche Dogmatik. Bd. 3: Die Lehre von der Schöpfung, Teil IV. Zollikon-Zürich ^{2}1957, S. 406–408; 410; 423/424.

Aus der Gesundheitslehre des Galen
Galenos: Hygieina = De sanitate tuenda. Übersetzt von Erich Beintker: Die Schriften des Galen. Stuttgart 1939, S. 15–56.

Friedrich Hoffmann und seine Lebensregeln
Herrn Friedrich Hoffmanns / Weltberühmten Medici / Gründliche Anweisung, wie ein Mensch vor dem frühzeitigen Tod und allerhand Arten Krankheiten durch ordentliche Lebens-Art sich verwahren könne. Halle im Magdeburgischen Anno 1715, S. 93–98.

Vom Heimgehen bei Theodor Fontane
Theodor Fontane: Effi Briest. In: Romane. München ^{7}1988, S. 565–567.

Leben und Tod in Thomas Manns «Zauberberg»
Thomas Mann: Der Zauberberg. Berlin 1924, S. 7; 190; 231; 232; 275; 282; 302. Mit freundlicher Genehmigung des S. Fischer Verlags, Frankfurt.

Aufzeichnungen in Hesses «Kurgast»
Hermann Hesse: Kurgast. Aufzeichnungen von einer Badener Kur. Frankfurt 1953, S.7/8; 19; 35; 71; 82/83; 91; 97/98; 103; 104. © Suhrkamp Verlag Frankfurt am Main.

Arzt und Patient bei Karl Jaspers
Karl Jaspers: Die geistige Situation der Zeit. Berlin 1931; sowie Karl Jaspers: Philosophische Autobiographie. München 1977.

Stadien auf dem Lebensweg mit Erich Fried
Aus: Mitunter sogar Lachen. Zwischenfälle und Erinnerungen. In: Erich Fried: Gesammelte Werke. Hrsg. Volker Kaukoreit und Klaus Wagenbach. Bd. 4. Prosa. Berlin 1986, 1993, S. 622–626. Mit freundlicher Genehmigung des Verlags Klaus Wagenbach, Berlin.

Das «Regimen sanitatis» aus Salerno
Regimen Sanitatis Salernitanum. Deutsche Nachdichtung von Rolf Schott. Rom 1954, S.19–22; 25; 47.

Cornaros Traktat vom maßvollen Leben
Alvise Cornaro: Vom maßvollen Leben. Mit einer Einführung von Klaus Bergdolt. Heidelberg 1991, S. 52 f.; 64. Mit freundlicher Genehmigung des Manutius Verlags, Heidelberg.

Alltag im «Sonnenstaat»
Tommaso Campanella: Civitas Solis (1602). Frankfurt 1623.

Aus dem «Philanthropinischen Erziehungsplan»
Philanthropinischer Erziehungsplan oder vollständige Nachricht von den ersten wirklichen Philanthropen zu Marschlins. Frankfurt 1776.

Nach dem «Gesundheits-Katechismus» von 1794
Bernhard Christoph Faust: Gesundheits-Katechismus zum Gebrauche in den Schulen und beym häuslichen Unterrichte. Bückeburg 1794. – Faksimile-Druck mit einem Nachwort von Martin Vogel. Stuttgart 1954.

Zur «Beförderung der Gesundheit» bei Hufeland und Feuchtersleben
Christoph Wilhelm Hufeland: Gemeinnützige Aufsätze zur Beförderung der Gesundheit, des Wohlseyns und vernünftiger medicinischer Aufklärung. Leipzig bey Georg Joachim Göschen 1794, S. 83–88. – Ernst

von Feuchtersleben: Zur Diätetik der Seele. Wien 1838; Lehrbuch der ärztlichen Seelenkunde. Wien 1845.

Christoph Bitterkrauts «Wehmütige Klag-Tränen»
Christoph Bitterkaut: Wehmütige Klag-Tränen der löblichen höchstbedrangten Artzney-Kunst (1677).

Rezept zu einem langen Leben und frohen Alter
Daniel Wilhelm Triller: Rezept zu einem langen Leben und frohen Alter. Wittenberg 1783. – Nachgedruckt als: Recept zu einem gesunden und langen Leben oder kurze und deutliche Anweisung, seine Gesundheit zu erhalten und geringe Störungen derselben durch einfache Hausmittel zu beseitigen. Von einem Praktischen Arzte. Leipzig: B. G. Teubner 1843.

Biographisches Register

Abraham a Sancta Clara (1644–1709)
= Hans Ulrich Megerle. Geb. 1644 in Kreenheinstetten (Schwaben). Seit 1662 als Abraham a Sancta Clara im Augustiner-Kloster zu Mariabrunn. Ab 1677 Kaiserlicher Hofprediger in Wien. Am 1. 12. 1709 Tod in Wien.

Arnaldus von Villanova (um 1240–1313)
Arzt, Philosoph und Theologe an Höfen in Sizilien, Frankreich und Neapel sowie an der päpstlichen Kurie in Rom und Avignon. Verfasser zahlreicher medizinischer und alchemistischer Schriften. Starb auf einer Seereise nach Genua. – Biobibliographie bei Paul Diepgen: Medizin und Kultur. Stuttgart 1938, S. 186–189.

Barth, Karl (1886–1968)
Schweizerischer reformierter Theologe, lehrte in Bonn und Basel. Veröffentlichte 1933 seine «Theologische Existenz heute». Führender Dogmatiker der Evangelischen Kirche.

Claudius, Matthias (1740–1815)
Geboren 15. 8. 1740 in Reinfeld (Holstein). Studium der Theologie und Jurisprudenz in Jena. 1771 bis 1775 entsteht «Der Wandsbecker Bote». Ab 1788 Revisor an der Altonaer Species-Bank. Gestorben 21. 1. 1815 in Hamburg.

Cornaro, Alvise (1484–1566)
Italienischer Humanist, Literat, Agronom und Gesellschaftskritiker. Verfaßte zwischen 1558 und 1563 seine «Discorsi intorno alla vita sobria» und erlangte aufgrund seiner diätetischen Lebensführung ein hohes Alter. Biobibliographie bei Klaus Bergdolt: Alvise Cornaro, Vom maßvollen Leben. Heidelberg 1991.

Dieffenbach, Johann Friedrich (1792–1847)
Berliner Chirurg, wandte als einer der ersten Chirurgen die Äther-Narkose an, machte sich verdient um die Entwicklung der Plastischen Chirurgie.

Eble, Burkard (1799–1839)
Österreichischer Militärarzt, geboren in Weil der Stadt, gestorben in jungen Jahren in Wien. Gab als verdienter Medizinhistoriker eine Reihe hodegetischer Schriften heraus. Biographie von B. Stolz, Tübingen 1841.

Erxleben, Dorothea Christiana (1715–1762)
Als Tochter des praktischen Arztes Leporin in Quedlinburg geboren. Wurde durch den Vater in Latein und Medizin unterrichtet; heiratete 1742 Johann Christian Erxleben, Diakon an der St. Nicolaikirche in Quedlinburg. Durch Sondererlaubnis Friedrichs II. wurde das «gelehrte Fräulein» zur Promotion an der Medizinischen Fakultät in Halle zugelassen. Am 6. Mai 1754 fand in Halle das «Examen rigorosum» der ersten promovierten deutschen Ärztin statt.

Faust, Bernhard Christoph (1755–1842)
Schaumburg-Lippischer Leibarzt. Sein «Gesundheits-Katechismus» erzielte eine Auflage von 200 000 Exemplaren. Sein Landesherr ließ ihm 1827 eine Gedenkmünze prägen, die den Spruch trägt: «Er lehrte die Gesunden erhalten, die Schmerzen der Verwundeten lindern, Seuchen bezwingen, das Getreide bewahren und die Wohnungen nach der Sonne kehren.»

Feuchtersleben, Ernst Freiherr von (1806–1849)
Arzt und Dichter, Philosoph und Gesundheitspolitiker. Dozent an der Wiener Hochschule. Vizedirektor der medizinisch-chirurgischen Studien, vorübergehend auch Unterstaatssekretär im Unterrichtsministerium. Starb in jungen Jahren in Baden bei Wien.

Fontane, Theodor (1819–1898)
Ausbildung als Apotheker. 1870–1889 Theaterkritiker der «Vossischen Zeitung». 1895 erschien «Effi Briest».

Fried, Erich (1921–1988)
Geboren am 6. Mai 1921 in Wien. 1938 Flucht über Belgien nach England. 1963 Erste Lesungen in der «Gruppe 47». 1974 Mitgliedschaft in P.E.N., Bundesrepublik Deutschland. 1987 Verleihung des Georg-Büchner-Preises. Gestorben am 9. November 1988 auf Vortragsreise in Baden-Baden.

Friedrich II. von Hohenstaufen (1194–1250)
Sohn Kaiser Heinrich VI. und der Normannin Konstanze. 1220 vom Papst in Rom zum Kaiser gekrönt. Erließ 1231 die Konstitutionen von Melfi (sog. «Liber Augustalis»), darin eine umfassende Medizinalordnung für Ärzte und Apotheker.

Galenos von Pergamon (um 120 bis um 200)
Gebildet an den bedeutendsten Akademien der Spätantike, besonders in Alexandria. Gladiatorenarzt in Pergamon. Von Marc Aurel als Leibarzt nach Rom berufen, dort «Praxis aurea». Gesamtausgabe der Werke durch G. B. Kühn (1821–1833).

Goethe, Johann Wolfgang von (1749–1832)
Geboren 1749 in Frankfurt am Main. Studium der Rechte in Straßburg und Leipzig. 1779 Ernennung zum Geheimen Rat in Weimar. Gestorben 1832 in Weimar. – Vgl. auch Frank Nager: Der heilkundige Dichter. Goethe und die Medizin. Zürich, München 1990.

Grimmelshausen, Hans Jakob Christoffel von (um 1622–1676)
Geriet in die Wirren des Dreißigjährigen Krieges. 1667 Schultheiß in Renchen bei Achern. 1669–1671 erschien der «Ewigwährende Kalender».

Hebel, Johann Peter (1760–1826)
Geboren am 10. Mai 1760 in Basel. 1774 Gymnasium in Karlsruhe; 1778 bis 1780 Studium der Theologie in Erlangen. Pfarrer in Hertingen, später in Lörrach. 1791 Lehrer am Gymnasium in Karlsruhe, seit 1808 Schuldirektor. Gestorben am 22. September 1826 in Schwetzingen.

Heine, Heinrich (1797–1856)
Geboren 1797 in Düsseldorf, gestorben 1856 in Paris. Veröffentlichte 1822 erstmals «Gedichte»; 1827 erschien das «Buch der Lieder», 1844 «Deutschland, ein Wintermärchen».

Hesse, Hermann (1877–1962)
Deutsch-schweizerischer Dichter (aus Calw) mit berühmten Romanen und Erzählungen, darunter 1904 «Peter Camenzind», 1919 «Damian», 1927 «Der Steppenwolf», 1943 «Das Glasperlenspiel».

Hippokrates von Kos (um 460–377 v. Chr.)
Griechischer Wanderarzt aus Kos, gestorben in Larissa. Bekannt durch den «Eid des Hippokrates». Seine Krankengeschichten wurden Bestand des späteren «Corpus Hippocraticum».

Hoffmann, Friedrich (1660–1742)
Zählt neben Boerhaave und Stahl zu den großen Systematikern der Medizin des 18. Jahrhunderts. Unter seinen Rezepten hielten sich bis heute die «Hoffmannstropfen», ein Schwefeläther auf Weingeist, auch «Balsamum vitae Hoffmannii» genannt.

Hufeland, Christoph Wilhelm (1762–1836)
Leibarzt am Weimarischen Hof; Professor der Medizin in Jena, später

in Berlin. Als Leibarzt der preußischen Königsfamilie begleitete er deren Flucht nach Memel und Tilsit.

Isidor von Sevilla (um 560–636)
Bischof von Sevilla, schrieb die erste umfassende Enzyklopädie des frühen Mittelalters unter dem Titel «Etymologiae sive Origines» (Kritische Ausgabe: W. M. Lindsay, Oxford 1911).

Jaspers, Karl (1883–1969)
Geboren 1883 in Oldenburg, Psychiater an Heidelberger Klinik, später Professor der Psychologie und Philosophie in Heidelberg und Basel. 1913 erschien die «Allgemeine Psychopathologie», die zahlreiche Auflagen erlebte, 1919 die «Psychologie der Weltanschauungen», 1931 «Die geistige Situation der Zeit». Gestorben 1969 in Basel.

Jean Paul (1763–1825)
(= Johann Paul Friedrich Richter) Geboren am 21. 3. 1763 in Wunsiedel. Vielgelesener Dichter der Deutschen Romantik und im Biedermeier. Gestorben 14. 11. 1825 in Bayreuth.

Jung, Carl Gustav (1875–1961)
Schweizerischer Psychologe und Psychiater, Schüler von Sigmund Freud. Erweiterte die Psychoanalyse zu einer kulturhistorisch unterbauten Seelenlehre. 1917 erschien «Das Unbewußte», 1941 seine «Einführung in das Wesen der Mythologie».

Jünger, Ernst (geb. 1895)
Philosophisch orientierter und politisch engagierter Schriftsteller. Unter dem Eindruck des Ersten Weltkrieges erschien 1921 «In Stahlgewittern», zu Beginn des Dritten Reiches folgte «Auf den Marmorklippen», nach dem Ende des Zweiten Weltkrieges erschienen die «Strahlungen».

Kant, Immanuel (1724–1804)
Deutscher Philosoph, lebte, lehrte und starb in Königsberg. Berühmt durch seine drei «Kritiken» und den «Streit der Fakultäten».

Krehl, Ludolf von (1861–1937)
Professor der Inneren Medizin in Heidelberg. Begründer der anthropologisch orientierten Personalen Medizin, die als «Medizin in Bewegung» bekannt wurde und als «Heidelberger Schule» weltweit Beachtung fand.

Leibniz, Gottfried Wilhelm (1646–1716)
Einer der letzten Universalgelehrten der frühen Aufklärung. Briefwechsel mit Gelehrten aus ganz Europa. Initiator und erster Präsident der Berliner Akademie der Wissenschaften.

Linné, Carl von (1707–1778)
Arzt in Stockholm und Uppsala. Mitbegründer der Schwedischen Akademie der Wissenschaften. Führte die binäre Nomenklatur in die Biologie ein («Systema naturae», Leiden 1735).

Mai, Franz Anton (1742–1814)
Studium der Medizin und Philosophie in Heidelberg. Begründer und Leiter einer Hebammenschule in Mannheim. Später Professor der Medizin und Geburtshilfe in Heidelberg. Vorkämpfer eines öffentlichen Gesundheitswesens. Hielt zahlreiche populärmedizinische Vorträge, so seine «Medizinische Fastenpredigten» vor dem Mannheimer Hof.

Maimonides (1135–1204)
(= Abū ᶜAmrān Mūsā b. ᶜUbaidallāh b. Maʾmūn al-Qurtubī.) Geboren 1135 in Cordoba. Studium der Philosophie und Medizin bei Ibn Tufail und Ibn Rušd (Averroës). Ließ sich 1167 nach Wanderjahren in Marokko und Palästina in Al-Fustāt (Alt-Kairo) nieder. Leibarzt der Familie Salāhaddīns und seines Sohnes Al-Malik al-ᶜAzīz. Starb 1204 in Kairo.

Mann, Thomas (1875–1955)
Philosophisch orienterter Schriftsteller und Gesellschaftskritiker. 1900 erschienen die «Buddenbrooks», 1939 «Lotte in Weimar», 1954 «Felix Krull».

Marx, Karl Heinrich Friedrich (1796–1877)
Professor der Medizin und Schriftsteller in Göttingen. Gerühmt als «Gründer der ethischen Medizin». Starb unverheiratet und hinterließ sein Vermögen seinem Biographen.

Montaigne, Michel de (1533–1592)
Beliebter französischer Philosoph, Gesellschaftskritiker und geistreicher Schriftsteller. Sein Hauptwerk «Essais» erschien 1580 in zwei Bänden, 1588 in drei Bänden. Reisen durch Süddeutschland und Italien (1580/81); Bürgermeister von Bordeaux (1581–1585).

Mörike, Eduard Friedrich (1804–1875)
Geboren am 8. 9. 1804 in Ludwigsburg. 1818 Eintritt in das Theologische Seminar Urach; 1822 Theologiestudium am Tübinger Stift. 1826 Vikar in Möhringen; 1834 Pfarrer in Cleversulzbach. Starb am 4. 6. 1875 in Stuttgart.

Müller, Johannes (1801–1858)
Professor der Anatomie und Physiologie in Bonn und Berlin; Hauptvertreter der naturwissenschaftlich orientierten «Berliner Schule». Begründer der modernen Physiologie.

Nasse, Christian Friedrich (1778–1851)
Fortschrittlicher Bonner Kliniker. Übte als erster die physikalische Diagnostik am Krankenbett. Seit 1818 Herausgeber der «Zeitschrift für die Anthropologie».

Nietzsche, Friedrich (1844–1900)
Studium der Philosophie in Leipzig und Bonn. Professor für Klassische Philologie in Basel. 1865 syphilitische Infektion mit späterer Paralyse. 1888 Zusammenbruch mit zunehmender Demenz und Dauerdefekt.

Novalis (1772–1801)
(= Friedrich von Hardenberg) Studium der Rechts- und Bergwissenschaften. Starb in jungen Jahren (1801) an der Tuberkulose.

Paracelsus (1493–1541)
(= Theophrastus von Hohenheim) Geboren Ende 1493 in Einsiedeln. Studien in Villach und Ferrara. Unrastiges Wanderleben durch ganz Europa. Ärztliche Tätigkeit in Straßburg, Basel, Salzburg. Starb 1541 in Salzburg.

Paré, Ambroise (um 1510–1590)
Seit 1532 Chirurg am Hôtel-Dieu zu Paris. 1536 Kriegschirurg in Turin.

Platon (428–347 v. Chr.)
Griechischer Philosoph. Verfasser der Gespräche mit Sokrates. Begründer der Akademie in Athen.

Rilke, Rainer Maria (1875–1923)
Beliebtester deutscher Dichter um die Jahrhundertwende und zu Beginn des 20. Jahrhunderts. Veröffentlichte 1899: «Die Weise von Liebe und Tod des Cornetts Christoph Rilke»; 1923: «Duineser Elegien» und «Sonette an Orpheus».

Schneider, Reinhold (1903–1958)
Religiös orientierter Schriftsteller und Kulturkritiker. 1956 Friedenspreis des Deutschen Buchhandels.

Siegemundin, Justine (1648–1705)
Geboren 1648 als Tochter des Pfarrers Elias Dittrich. Erlernte die Hebammenkunst und kam als «Chur-Brandenburgische Hof-Wehe-Mutter» an den Hof des Großen Kurfürsten nach Berlin. 1690 erschien in Kölln an der Spree ihr «Hebammenbüchlein» unter dem Titel: «Die churbrandenburgische Hoff-Wehe-Mutter / Das ist: Ein höchst nöthiger Unterricht von schweren und Unrecht / stehenden Geburten / in einem Gespräch vorgestellt.»

Stifter, Adalbert (1805–1868)
Wichtigste Werke: «Studien» (1844); «Bunte Steine» (1853); «Der Nachsommer» (1857).

Triller, Daniel Wilhelm (1695–1728)
Studium der Medizin in Leipzig und Halle. Landphysikus zu Merseburg und Leibarzt, später Professor der Pathologie und Therapie in Wittenberg. Schrieb mit 87 Jahren sein berühmtes «Loblied auf die Gesundheit».

Virchow, Rudolf (1821–1902)
Bedeutendster Vertreter der naturwissenschaftlich orientierten Medizin des 19. Jahrhunderts. Begründer der Zellularpathologie (1858). Liberaler Politiker in Land- und Reichstag.

Weizsäcker, Viktor von (1886–1957)
Neurologe und Internist, Professor in Breslau und Heidelberg. Mitbegründer der «Heidelberger Schule». Vorkämpfer einer ganzheitlich orientierten Psychosomatischen Medizin.

Literatur

Albrecht, Barbara und Günter (Hrsg.): Der Eid des Hippokrates. Ärzteerinnerungen aus vier Jahrhunderten. Von Paracelsus bis Paul Ehrlich. Berlin 1967.

Canetti, Elias: Das Gewissen der Worte. Frankfurt 1981.

Ceronetti, Guido: Das Schweigen des Körpers. Materialien und Gedanken zu einem Studium der Medizin. Frankfurt 1983.

Engelhardt, Dietrich von: Arzt und Patient in der Literatur. Heidelberger Jahrbücher 25 (1981), S. 147–164.

Engelhardt, Dietrich von: Medizin in der Literatur der Neuzeit. Hürtgenwald 1991.

Euler, K. F.: Krankenlektüre. Erfahrungen – Folgerungen – Ratschläge. Frankfurt 1964.

Gadamer, Hans-Georg: Über die Verborgenheit der Gesundheit. Frankfurt 1993.

Guardini, Romano: Lob des Buches. Basel 1952.

Hansen, Karl (Hrsg.): Lesebuch für Ärzte. Berlin 1950.

Heidegger, Martin: Wegmarken. Frankfurt 1967.

Hofmiller, Josef: Über den Umgang mit Büchern. München 1927.

Jacob, Wolfgang: Kranksein und Krankheit. Anthropologische Grundlagen einer Theorie der Medizin. Heidelberg 1978.

Jaspers, Karl: Der Arzt im technischen Zeitalter. Klinische Wochenschrift 36 (1958), S. 1037–1043.

Jünger, Ernst: Geheimnisse der Sprache. Hamburg 1939.

Kraus, Karl: Magie der Sprache. Ein Lesebuch. München 1957.

Marcel, Gabriel (u. a. Hrsg.): Was erwarten wir vom Arzt? Stuttgart 1956.

Nabokov, Vladimir: Die Kunst des Lesens. Meisterwerke der europäischen Weltliteratur. Frankfurt 1984.

Nager, Frank: Der heilkundige Dichter. Goethe und die Medizin. Zürich, München 1990.

Newman, John Henry: Vom Wesen der Universität. Mainz 1960. (= Ausgewählte Werke Bd. 5. Hrsg. Matthias Zaros u. Werner Becker)

Pauleikhoff, Bernhard: Das Menschenbild im Wandel der Zeit. Ideengeschichte der Psychiatrie und der Klinischen Psychologie. 2 Bde. Hürtgenwald 1983.

Schipperges, Heinrich: Kosmos Anthropos. Entwürfe zu einer Philosophie des Leibes. Stuttgart 1981.

Schipperges, Heinrich: Homo patiens. Zur Geschichte des kranken Menschen. München 1985.

Schipperges, Heinrich: Lesen verändert. Vom Leben des Buches – Vom Leben mit Büchern. Frankfurt 1987.

Schneider, Wolf: Wörter machen Leute. Magie und Macht der Sprache. München, Zürich 1976.

Schottenloher, Karl: Bücher bewegten die Welt. Eine Kulturgeschichte des Buches. 2 Bde. Stuttgart 1951/52.

Sigerist, Henry E.: Große Ärzte. Eine Geschichte der Heilkunde in Lebensbildern. München ⁴1959.

Steiner, George: Sprache und Schweigen. Essays über Sprache, Literatur und das Unmenschliche. Frankfurt 1973.

Vogt, Helmut: Das Bild des Kranken. Die Darstellung äußerer Veränderungen durch innere Leiden und ihrer Heilmaßnahmen von der Renaissance bis in unsere Zeit. München 1969.

Weizsäcker, Viktor von: Der kranke Mensch. Eine Einführung in die medizinische Anthropologie. Stuttgart 1951.

Willms, Johannes: Bücherfreunde – Büchernarren. Entwurf zur Archäologie einer Leidenschaft. Wiesbaden 1978.

Wohmann, Gabriele: Auskunft für Leser. Hrsg. Klaus Siblewski. Darmstadt 1982.

Wyss, Dieter: Mitteilung und Antwort. Göttingen 1976.

Wyss, Dieter: Der Kranke als Partner. 2 Bde. Göttingen 1982.

Zeller, Eberhard: Arztstimmen. Hundert Lesestücke. Stuttgart 1943.

Zorn, Fritz: Mars. Mit einem Vorwort von Adolf Muschg. München 1987.

Inhalt

Einstimmung 5

Der leidende Mensch 9
Warum werden die Menschen nicht hundert Jahre alt? (Ein Dialog mit dem Kaiser von China) 11 – Der Tod steht heute vor mir (Texte aus archaischen Hochkulturen) 12 – Ich hatte sein Leiden mit eigenen Augen gesehen (Totenklage eines arabischen Gelehrten) 14 – Sein Honig ward zur Gallen (Der «arme Heinrich» zieht nach Salerno) 16 – Des Morgens schied ich einen Stein aus (Nierensteine auf Montaignes Badereise) 19 – Und aller Jammer fällt mit Haufen herein (Paracelsus über leidendes Altern) 21 – Das Alter soll sein wie eine Brennessel (Kanzel-Predigten des Abraham a Sancta Clara) 23

Krankenberichte 27
Niedergeschlagenheit hatte sich ihrer bemächtigt (Krankengeschichten aus dem «Corpus Hippocraticum») 29 – Gegen dieses Übel half keine Klugheit (In Florenz wütet die Pest) 31 – Es half alles vorerst nichts (Weinsbergs Bericht über die Frauen zu Köln) 34 – Ich verband ihn, und Gott heilte ihn (Erfahrungen eines alten Kriegschirurgen) 36 – Die Sonne schien Mitleid zu haben (Am Krankenlager von Heinrich Heine) 37 – Alles grau in grau (Ärzte kommentieren ihr Kranksein) 39 – Alle Organe sind im Aufruhr (Eine Patientin weiß zu berichten) 40

Umgang von Arzt und Patient 43
Der Arzt teilt seine Eindrücke dem Kranken mit (Zum «mündigen Patienten» bei Platon) 45 – Allah machte ihn heil (Medizinisches aus «Tausendundeine Nacht») 46 – Im Herzen wächst der Arzt (Prinzipien ärztlicher Ethik bei Paracelsus) 48 – Glücklich kurierte, glückselige Schatten (Franz Anton Mai an seine Patienten) 50 – Der Arzt ist Zeuge der Szenen des Lebens (Vom Amt des Arztes bei Friedrich Nasse) 54 – Es gibt keine Krankheiten, nur kranke Menschen (Perso-

nale Medizin bei Ludolf von Krehl) 58 – Falls Ihnen die Gesundheit am
Herzen liegt (Eine Empfehlung des Kardinals Newman) 59

Lebensläufe – Lebensabend 61
Geht heim, Gott weiß wo (Tagesläufe bei Carl von Linné) 63 – Dann
kann man noch mehr tun (Dr. Katzenberger erklärt das Gehen) 64 –
Vom glücklichen Ausgang meiner Kuren (Dorothea Erxleben, die erste
deutsche Ärztin, berichtet) 65 – Es will ein Wunder in mir werden (Phasen der Genesung bei Eduard Mörike) 67 – Alle Dinge gehen dahin
(Matthias Claudius: «An meinen Sohn Johannes») 69 – Umwege zur
Reife des Augenblicks (Hermann Hesse erlebt sein hohes Alter) 71 –
Adieu Welt, auf dich ist nicht zu trauen (Warum Simplicius die Welt
wieder verlassen) 73

Bild des Arztes und Bildung zum Arzt 77
Reife Ärzte erkennt man am Maß (Von der Würde des Arztes bei Hippokrates) 79 – Der Arzt wandelt Trübsal in Freude (Arsenius an seinen
Sohn Nepotianus) 81 – Der gebildete Mensch wandelt in der Mittelstraße (Zur Lebensordnung bei Maimonides) 82 – Wir tragen Sorge für
das Wohl unserer Getreuen (Entwurf einer Medizinalordnung) 87 –
Kein Arzt ohne philosophische Bildung (Eine Einführung in die
Heilkunde) 89 – Regeln, des Lebens froh zu werden (Blicke in die
ethischen Beziehungen der Medizin) 92 – Unsere Zeit ist die Zeit
der Naturwissenschaften (Virchows Rektoratsrede über «Lehren und
Forschen») 95

Heilkunde als Wissenschaft 99
Die Heilkunst ist unter allen Künsten die vornehmste (Hippokrates zur
Begründung der Medizin) 101 – Medizin – eine zweite Philosophie (Vom
Maß der Heilkunde bei Isidor von Sevilla) 104 – Eine Medizin von vorsorgender Art (Zum System eines Gesundheitswesens bei Leibniz) 106
– Der Physiologe erfährt die Natur, damit er sie denke (Antrittsvorlesung von Johannes Müller) 111 – Die Medizin ist die höchste Naturwissenschaft (Damerow über «Elemente der Zukunft») 114 –
Politik ist nichts als Medizin im Großen (Das sozialpolitische Programm von Rudolf Virchow) 117 – Der Arzt ist eine geschichtliche
Figur (Reinhold Schneider über Geschichte und Medizin) 121

Hilfen in Not 123
Amt des Arztes ist, Krankheiten zu verhüten (Aus dem «Viaticum» des Ibn al Ğazzār) 125 – Auf solche Wege hat mich Gott berufen... (Das «Hebammenbüchlein» der Siegemundin) 126 – Sein Kurieren hatte etwas Feldherrnartiges (Ärztliche Visite im Biedermeier) 127 – Leiden erleichtern (Heilkunst und Lebenskunde bei Hufeland) 129 – Das Leben zu hegen und zu pflegen (Goethe als Seelenarzt) 134 – Aber alle Arzneien halfen ihm nichts («Der geheilte Patient» bei Johann Peter Hebel) 136 – Und so ist die Gesundheit gesegnet (Aus der «Mappe meines Urgroßvaters» bei Stifter) 139

Umgang mit Schmerz 141
Der Tod hat nur noch sein halbes Grauen (Vom «Äther gegen den Schmerz» bei Dieffenbach) 143 – Der letzte Befreier des Geistes (Nietzsches Reflexionen über den Schmerz) 144 – Wir Vergeuder von Schmerzen (Rainer Maria Rilkes Klage und Anklage) 146 – Es wird immer Schmerzen geben (Karl Jaspers zur «Erfahrung des Äußersten») 147 – Am Ariadnefaden der Schmerzen (Weizsäcker zur «Ordnung der Schmerzen») 148 – Nenne mir dein Verhältnis zum Schmerz («Der Schmerz als Maßstab» bei Ernst Jünger) 152 – Ich konnte in mich hineinsehen (Erfahrungen auf der Intensivstation) 153

Sinnsuche im Leid 157
Heilsame Krankheit und riskante Gesundheit (Eine Apologetik der Heilkunst im Lorscher Kodex) 159 – Die Medizin ist etwas Gutes (Aus den «Parabeln der Heilkunst» des Arnald von Villanova) 163 – Es gibt auch heilsame Krankheiten (Montaigne zur «ansteckenden Gesundheit») 165 – Krankheiten sind Lehrjahre der Lebenskunst (Eine «Philosophie der Medizin» bei Novalis) 168 – Jeder Kranke ist ein Ganzes (Gespräche auf der Krebsstation) 172 – Ein Blick in sein Inneres (Aus einem Brief von Carl Gustav Jung) 174 – Gesundheit ist Kraft zum Leben (Gesundes Leben nach der «Dogmatik» von Karl Barth) 176

Mit der Krankheit leben 179
Ein jeder bleibe nach seiner Fasson gesund (Aus der Gesundheitslehre des Galen) 181 – Sei allezeit fröhlich (Friedrich Hoffmann und seine Lebensregeln) 184 – Es gibt viele Arten von Glück (Vom Heimgehen bei Theodor Fontane) 186 – Wir schildern Alltägliches; aber das Alltägli-

che wird sonderbar (Über Leben und Tod im «Zauberberg» von Thomas Mann) 187 – Wir wollen nicht ewig leben (Gedanken aus Hermann Hesses «Kurgast») 189 – Medizin ist konkrete Philosophie (Arzt und Patient bei Karl Jaspers) 192 – In der letzten Zeit vor meinem Tod (Stadien auf dem Lebensweg mit Erich Fried) 195

Wege zur Gesundheit 199
Die Kunst sich gesund zu erhalten (Das «Regimen sanitatis» aus Salerno) 201 – Lobrede auf das Maßhalten (Cornaros Traktat vom maßvollen Leben) 202 – Sie genießen nach den Lehren der Medizin (Alltag im «Sonnenstaat») 204 – Die Kunst seine Gesundheit zu sichern (Aus dem «Philanthropinischen Erziehungsplan») 206 – Der Gesunde fühlt sich stark (Nach dem «Gesundheits-Katechismus» von 1794) 207 – Schönheit – die sichtbare Gesundheit (Zur «Beförderung der Gesundheit» bei Hufeland und Feuchtersleben) 209 – «O beata sanitas!» (Christoph Bitterkrauts «Wehmütige Klag-Tränen») 213

Ausblick 215
Denkt man sein Alter hoch zu bringen... («Rezept zu einem langen Leben und frohen Alter») 215

Quellenhinweise 219

Biographisches Register 228

Literatur 235